Martin Oberbauer

Power-Walking fürs Gehirn

Martin Oberbauer

Power-Walking *fürs* Gehirn

So steigern Sie

- ✓ *Gedächtnis*
- ✓ *Konzentration*
- ✓ *logisches Denken*
- ✓ *Kreativität*

Herbig

Besuchen Sie uns im Internet unter
www.herbig-verlag.de

Gedruckt auf chlorfrei gebleichtem Papier

Umschlaggestaltung: Wolfgang Heinzel
Umschlagmotiv: ZEFA, Düsseldorf
Illustrationen: www.chilidesign.at
Satz und Herstellung: VerlagsService Dr. Helmut Neuberger
& Karl Schaumann GmbH, Heimstetten
Gesetzt aus der 10/13 Punkt Utopia
Druck und Binden: Westermann Druck, Zwickau
Printed in Germany
ISBN 3-7766-2447-7

Inhalt

Vorwort

Liebe Leserin, lieber Leser,

das Buch, das Sie nun zu lesen beginnen, entstand aus Trainings, die ich wöchentlich mit einer Gruppe von Personen durchführe, die ihre geistige Leistungsfähigkeit teils vorbeugend (z. B. gegen altersbedingte Abbauprozesse) und teils als Reaktion auf beobachtete Einbußen (z. B. verlerntes Schulwissen) in Schwung bringen wollen. Die Motivation, sich mit Gehirntraining zu befassen, kann vielfältige Ursachen haben. Vielleicht geht es Ihnen ähnlich wie den Teilnehmerinnen und Teilnehmern der Gruppe. Vielleicht machen Ihnen Denkaufgaben, Konzentrations- und Gedächtnisübungen einfach Spaß. Oder vielleicht haben Sie ein bestimmtes Ziel vor Augen, für dessen Erreichung Sie die volle Fitness Ihres Gehirns unbedingt brauchen. Die Beweggründe können vielfältig sein, aber allen ist eines gemeinsam: Sie erwarten sich von einem Trainingsprogramm, dass es wirkt.

Ich habe dieses Buch so aufgebaut, dass es vor allem die grundlegenden geistigen Fertigkeiten Konzentration, Gedächtnis, Sprach- und Zahlenkompetenz, logisches Denken, Kreativität und Wissen mit ausgewählten und erprobten Aufgaben möglichst abwechslungsreich fördert. Die konsequente Bearbeitung der Übungen in diesem Buch ist mit sportlichem Training vergleichbar, das – in den Alltag integriert – die Funktionstüchtigkeit des Organismus erheblich steigert und so die körperliche Leistungsfähigkeit auf unterschiedlichste Anforderungen vorbereitet. Daher auch der Titel »Power-Walking«. Je fitter der Organismus ist, umso müheloser kann er auch schwierige Herausforderungen meistern. Das gleiche gilt auf mentaler Ebene: Je besser Ihr Gehirn funktioniert, umso leichter wird Ihnen die Bewältigung auch größerer geistiger Anforderungen fallen.

Über das Angebot wirksamer Trainingsaufgaben hinaus habe ich Ihnen auch Tipps zusammengestellt, welche Rahmenbedingungen Sie beachten sollten, um die Leistungsbereitschaft Ihres Gehirns zu erhöhen. Jedem Trainingskapitel folgt ein Profi-Tipp, der Sie darüber informiert, wie Sie optimal mit Ihrem Gehirn umgehen sollten, um sein Potenzial möglichst effizient zu nutzen. Wenn Sie diese Anregungen umsetzen, dann verfügen Sie mit dem Gehirn über ein gut gewartetes, funktionstüchtiges Werkzeug, dessen Verwendung nicht nur die gewünschten Ergebnisse bringt, sondern auch Spaß macht.

Ich wünsche Ihnen gutes Gelingen und viel Erfolg!

Martin Oberbauer

Einführung

1. Das Gehirn

Das Gehirn besteht aus drei miteinander verbundenen Schichten. Der **Hirnstamm** liegt am tiefsten und reguliert vor allem die autonomen Körperfunktionen wie Atmung, Herzschlag oder Verdauung. An den Hirnstamm angelagert ist das **limbische System**, das vorwiegend mit Gefühlsprozessen, Gedächtnis und Motivationsvorgängen befasst ist. Überlagert werden der Hirnstamm und das limbische System vom **Großhirn**, dem Sitz des menschlichen Verstandes. Hier treffen Sinneswahrnehmungen ein und werden verarbeitet. Von hier aus werden Signale an die Muskeln gesendet und Bewegungen veranlasst. Das Großhirn ermöglicht es uns, auf äußere Reize nicht nur mit ganz bestimmten festgelegten Verhaltensweisen zu reagieren, sondern über uns selbst und unser Verhalten nachzudenken. Dadurch verfügen wir über ein einzigartiges Instrument, das sich durch Lernen und durch die Verarbeitung des Gelernten selbst verändern kann. Die äußerste Schicht des Großhirns, die **Gehirnrinde**, ist 2,5 mm dick und besteht aus einem eng verflochtenen Netzwerk von mehr als 10 Milliarden Nervenzellen.

Wenngleich einzelne Regionen der Hirnrinde mit bestimmten geistigen Leistungen in Zusammenhang gebracht werden, sind sie dennoch nicht voneinander unabhängig, sondern dicht miteinander vernetzt. Die Kommunikation zwischen den einzelnen Nervenzellen erfolgt elektrochemisch. Die elektrischen Vorgänge im Gehirn lassen sich mit Elektroden messen und als Elektroenzephalogramm (EEG) sichtbar machen. Chemische Botenstoffe sorgen für die Informationsübertragung zwischen den Nervenzellen. Werden Verbindungen zwischen Nervenzellen besonders häufig genutzt, dann verzweigen sich die Nervenzellen stärker, d. h. sie erhöhen die Anzahl der Verbindungen zu anderen Nervenzellen. Dadurch wird die Komplexität des Gehirns erhöht. Obwohl Nervenzellen zwar vorwiegend mit Informationsübermittlung und -verarbeitung beschäftigt sind, produzieren sie aber darüber hinaus spezielle Wachstumsmoleküle (Neurotrophine), die als Gehirnnahrung dienen und die Gesundheit des Nervensystems gewährleisten. Je aktiver die Nervenzellen sind, umso mehr Neurotrophine stellen sie her und umso gesünder bleiben die Zellen. Ein Netz von Blutgefäßen versorgt alle Zellen mit Sauerstoff und anderen Nährstoffen. Damit dieses insgesamt hoch sensible System Gehirn gut funktioniert, müssen förderliche Rahmenbedingungen gegeben sein. Schon wenige Minuten ohne Sauerstoff können es zum Beispiel irreversibel schädigen.

2. Grundlegende Funktionen des Gehirns

a) Konzentration

Unter Konzentration versteht man das bewusste Ausrichten der Aufmerksamkeit auf eng umgrenzte Sachverhalte. Es geht darum, unsere Gedanken so zu bündeln, dass wir unsere Aufmerksamkeit ausschließlich auf eine Sache lenken können, unabhängig davon, wie gut sie uns gefällt. Konzentration umfasst die Fähigkeit, sich gegen störende Außenreize abzuschirmen und sich nicht ablenken zu lassen. Und schließlich enthält Konzentration auch einen Zeitaspekt, denn es kann dabei auch darum gehen, eine geistige Leistung über längere Zeit durchzuhalten, ohne übermäßig müde zu werden.

b) Denken

Unter Denken versteht man die ordnungsstiftende und interpretierende Verarbeitung von Informationen. Beim **bildhaften Denken** nutzen wir die Fähigkeit unseres Gehirns, bildhafte Vorstellungen nicht nur zu erzeugen, sondern auch zu verändern (z. B. zu drehen, zu kippen, zu spiegeln oder Teile davon auszutauschen). Immer wieder befinden wir uns in Situationen, in welchen das, was wir wissen, nicht mit dem übereinstimmt, was wir wissen sollten, um die Situation angemessen zu bestehen. Dies ist ein Beispiel für ein Problem, denn wir erleben Situationen oder Aufgaben als Probleme, wenn wir nicht gleich eine passende Verhaltensweise oder Lösung zur Verfügung haben.

Manchmal ist die **Problemlösung** dadurch erschwert, dass wir zu viele Aspekte des Problems gleichzeitig im Kopf haben, manchmal scheitert sie daran, dass die Lösungsschritte zu kompliziert werden. Hilfreich kann es daher sein, das Problem aus unterschiedlichen Blickwinkeln zu betrachten und die wesentlichen, für die Lösung des Problems relevanten Informationen heraus zu finden. **Schlussfolgerndes Denken** kann in zwei Richtungen ablaufen, einerseits vom Allgemeinen zum Speziellen (formale Logik) und andererseits vom Einzelfall zur Verallgemeinerung (induktives Schließen). Psychologische Studien haben ergeben, das wir generell über die Fähigkeit verfügen, **formallogische Schlüsse** zu ziehen (z. B.: Wenn alle Autos rot sind und Udo ein Auto gekauft hat, dann hat er ein rotes Auto gekauft.). Wir brauchen nicht erst eine Anleitung dafür, sondern haben einen unmittelbaren Zugang zu formaler Logik.

Fehler können dabei aber dennoch unter anderem deshalb auftreten, weil komplizierte Aussagen manchmal aufwendige Denkvorgänge und die Berücksichtigung verschiedener logischer Regeln erfordern. Die Fähigkeit zum Schlussfolgern bessert sich aber mit zunehmender Erfahrung. Im Unterschied zur formalen Logik beruht **induktives Schlussfolgern** eher auf der Einschätzung von Wahrscheinlichkeiten als auf logischer Gewissheit (z. B.: Wenn eine Straße bisher keine

Sackgasse war, dann gehen wir davon aus, dass sie auch weiterhin keine Sackgasse sein wird.). Induktive Schlüsse enthalten die Gefahr von Fehleinschätzungen, weil sich frühere Erfahrungen verfestigen und die möglichen Lösungswege stark einschränken können.

c) Gedächtnis

Die Wissenschaft unterscheidet je nach Inhalt, der gespeichert wird, zwischen vier verschiedenen Gedächtnissystemen: Das **episodische Gedächtnis** enthält autobiografische Ereignisse, bewusste Erinnerungen an Episoden des eigenen Lebens. Im **prozeduralen Gedächtnis** liegen Erinnerungen, wie bestimmte Handlungen ausgeführt werden. Die richtigen Bewegungsfolgen während des Gitarrespiels können in diesem Gedächtnissystem ebenso gespeichert sein wie die Abläufe während eines Gesellschaftsspiels.

Was wir uns als Kenntnisse über die Welt aneignen, wird im **Wissenssystem** gespeichert. Während Lebensereignisse in die Biografie eingebettet sind und Handlungsprozeduren in den Lebensvollzug, besteht das Wissenssystem aus bloßen Fakten, die miteinander in Beziehung gebracht werden können. **Priming** schließlich bedeutet, dass wir Reize, die wir zu einem bestimmten Zeitpunkt unbewusst wahrgenommen haben, später mit einer höheren Wahrscheinlichkeit wiedererkennen.

d) Sprache

Beim Sprechen äußern wir Worte, die nach bestimmten Regeln gebildet und angeordnet werden. Dieses Sprachverhalten erlernen wir von Kindheit an. Der Erwerb und die Entwicklung der Sprache sind eng mit der Entwicklung des zentralen Nervensystems verknüpft. Im Lauf des Lebens erwerben wir uns einen bestimmten Wortschatz als verfügbares Repertoire an Worten. Passiver Wortschatz umfasst alle Worte, die wir wiedererkennen und verstehen können, während uns aktiver Wortschatz zum sinnvollen Gebrauch beim Sprechen zur Verfügung steht. Beide sind jedoch nicht immer gleich groß, sondern ändern sich situationsabhängig und je nach innerer Verfassung des Sprechers bzw. Zuhörers oder Lesers.

e) Kreativität

Kreativität bedeutet produktive, schöpferische und originelle Leistungsfähigkeit. Während sogenanntes konvergentes Denken versucht, für ein Problem eine bestimmte korrekte Lösung zu finden, tritt bei kreativen Prozessen divergentes Denken in Aktion, bei dem für eine gegebene Problemlage mehrere oder sogar viele verschiedene, ungewöhnliche, aber dennoch sinnvolle Lösungen gefunden (oder vielleicht erfunden) werden.

3. Gebrauchsanleitung für dieses Buch

a) Einzelnutzung
Führen Sie die Trainingsaufgaben in einer ruhigen Umgebung durch, in der Sie nicht gestört werden. Reservieren Sie dafür eine bestimmte Zeit in Ihrem Tagesablauf, in der Sie sich ganz auf die Übungen konzentrieren können.

Wählen Sie für die Bearbeitung der Aufgaben eine Zeit, in der Sie weder müde noch durch unerledigte Alltagstätigkeiten belastet sind. Wenn Sie merken, dass Sie innerlich abgelenkt sind, dann kann es günstig sein, sich zuerst mit diesen ablenkenden Faktoren zu befassen, bevor Sie sich dem Training widmen.

Machen Sie nicht zu viele Kapitel auf einmal. Sobald Sie merken, dass Ihre Aufmerksamkeit nachlässt, legen Sie eine Pause ein.

Achten Sie darauf, das Training regelmäßig durchzuführen, zumindest aber ein Trainingskapitel pro Woche.

Die Aufgaben innerhalb der einzelnen Trainingskapitel sind verschieden schwierig. Einige Übungen werden Ihnen daher leichter fallen als andere. Überdies unterscheiden sich Menschen hinsichtlich ihrer geistigen Fähigkeiten mitunter beträchtlich. Was dem einen schwer fällt, mag für den anderen einfach sein. Lassen Sie sich daher nicht unter Druck setzen bzw. setzen Sie sich selber nicht unter Druck, alle Aufgaben gleich schnell zu lösen!

Auch wenn Ihnen eine Aufgabe schwierig erscheint: Versuchen Sie, sie zu lösen! Einen oder mehrere Versuche sind auch schwierig anmutende Aufgaben allemal wert.

Vermutlich haben Sie bestimmte Vorlieben für gewisse Übungen und eine Abneigung gegenüber anderen. Lassen Sie bitte dennoch keine Aufgabe aus, denn vielleicht ist gerade die Auseinandersetzung mit unbeliebteren Übungen ein besonderer Gewinn für Ihr Gehirn. Allein das Bemühen um eine Lösung hat einen positiven Effekt auf die Leistungsfähigkeit des Gehirns.

Ich gebe zwar für einzelne Aufgaben Ziele vor, z. B. Zeitlimits oder eine Mindestanzahl von Lösungen, nicht aber für gesamte Trainingskapitel. Wie lange Sie also für ein ganzes Kapitel benötigen, das hängt von Ihrem Eifer, Ihrer Sorgfalt, Ihrer Geschwindigkeit und vom Schwierigkeitsgrad der darin vorkommenden Aufgaben ab. Auch hier gilt: Nehmen Sie sich die Zeit, die Sie für ein Kapitel brauchen!

Bearbeiten Sie nicht nur die Trainingsaufgaben, sondern beachten Sie bitte auch die Profi-Tipps. Vielleicht lesen Sie sich alle Tipps vorher durch, um sich Techniken anzueignen, die Ihnen beim Bearbeiten der Aufgaben nützen können.

b) Anwendung für Gruppen

Wählen Sie je nach Leistungsfähigkeit der Gruppenmitglieder Übungen aus, die Ihrer Einschätzung nach relativ leicht zu bewältigen sind, und kombinieren Sie diese mit ein paar schwierigeren. Im Laufe der Zeit werden Sie die Anzahl der schwierigeren steigern können. Bauen Sie aber weiterhin auch leichte Übungen als Erholungsphasen zwischendurch ein.

Bieten Sie das Training mit einem Zeitrahmen von einer oder eineinhalb Stunden an und kombinieren Sie die Aufgaben so, dass sie möglichst abwechslungsreich angeordnet sind.

Bauen Sie in die Trainingsstunden zwischendurch Bewegungsübungen ein. Dadurch steigern Sie die Wirksamkeit des Trainings. Mit kurzen Bewegungsspielen, die Sie in das Programm integrieren, machen Sie es überdies unterhaltsamer und erhöhen dadurch die Übungsmotivation.

Scheuen Sie sich nicht, die Aufgaben entsprechend den Wünschen und Erfordernissen Ihrer Gruppenteilnehmer zu verändern. Je maßgeschneiderter Sie das Training anbieten, umso mehr Erfolg werden Sie haben.

1. Zeit

1. Merkaufgabe

Bitte merken Sie sich die Uhrzeiten und die entsprechenden Orte:

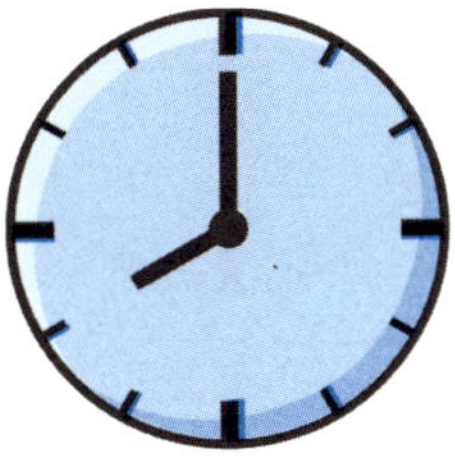

Wien

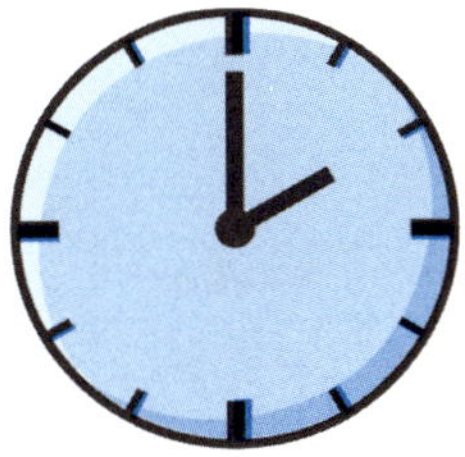

New York

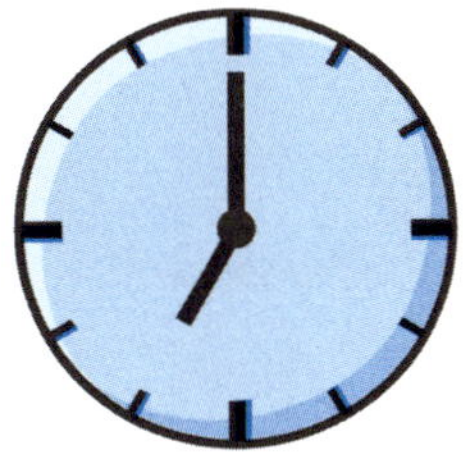

London

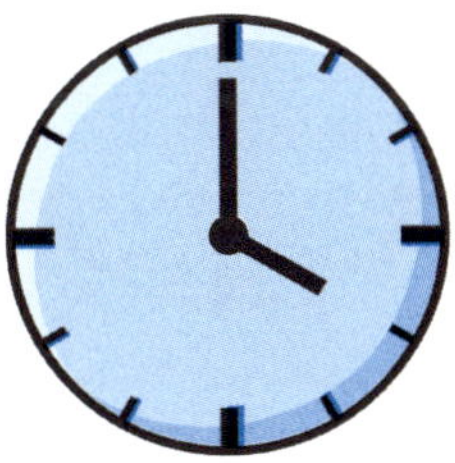

Sydney

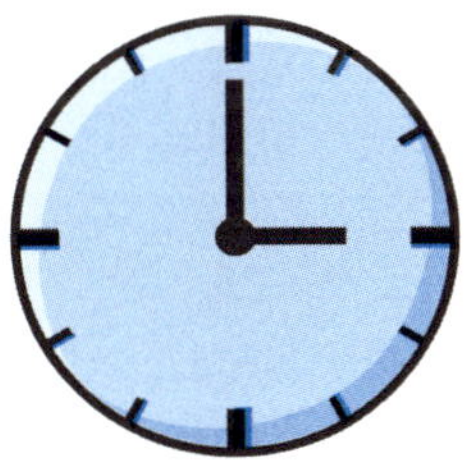

Tokio

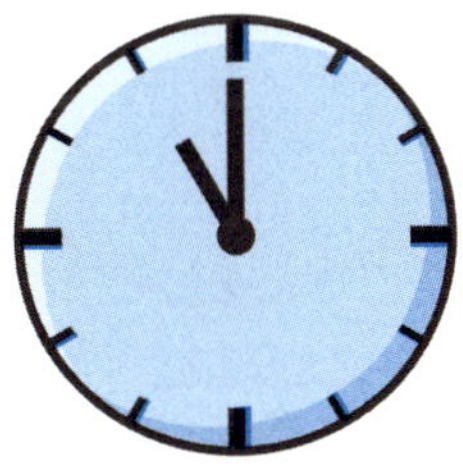

Los Angeles

2. Zum Nachdenken

Auf einem völlig flachen Parkplatz liegt mittags bei strahlendem Sonnenschein ein Rohr, dessen Durchmesser 1 Meter und dessen Länge 2 Meter beträgt. Das Rohr ist ganz gerade und nicht verstopft. Auf jeder Seite schaut ein (nicht blinder) Hund in das Rohr. Die beiden Hunde können einander aber nicht sehen. Warum nicht?

3. Worte finden

Bilden Sie mindestens 15 Verben (im Infinitiv) mit den Buchstaben des Wortes **SOMMERZEITUMSTELLUNG**:

____

____

____

(Richtige Beispiele: stellen, sitzen, …)

4. Gedächtnis (zu 1. Merkaufgabe)

Bitte ergänzen Sie die Uhrzeiten:

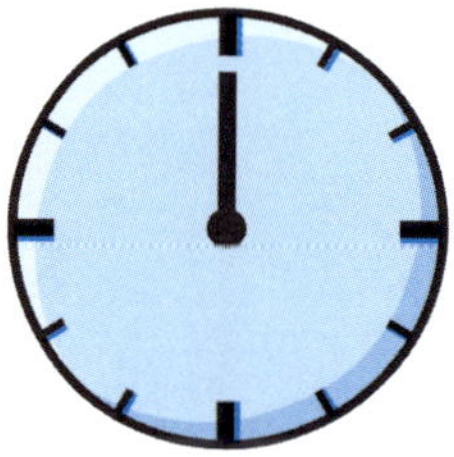

Wien

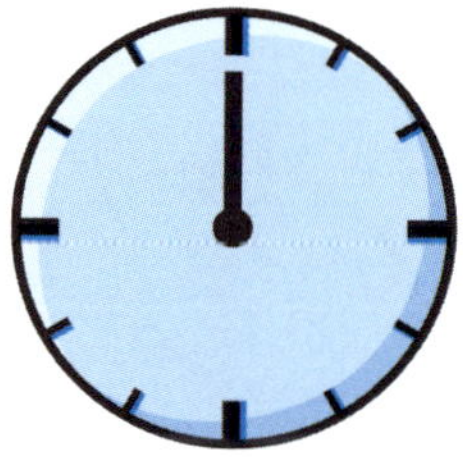

New York

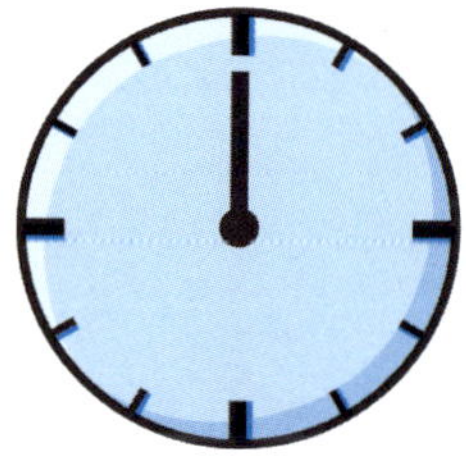

London

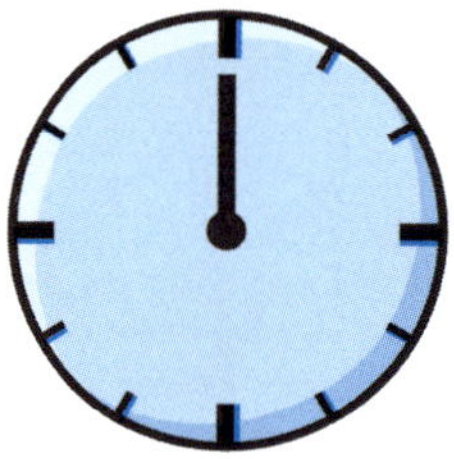

Sydney

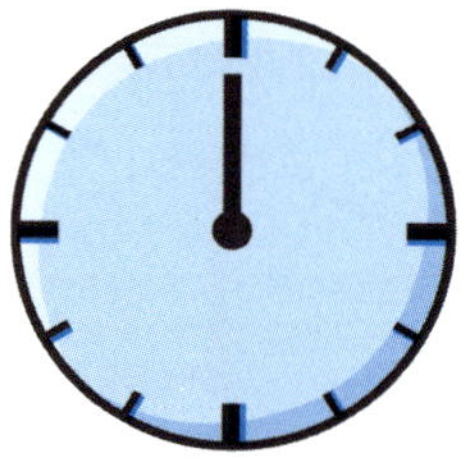

Tokio

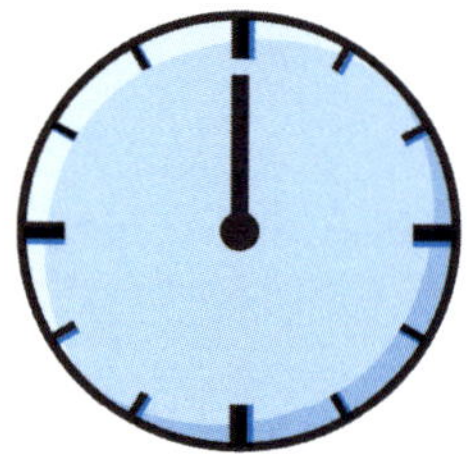

Los Angeles

5. Stimmt – Stimmt nicht

Bitte kreuzen Sie an, ob eine Aussage stimmt oder nicht:

a) Je länger man Rindfleisch kocht, umso weicher wird es.

☐ Stimmt ☐ Stimmt nicht

b) Die Zeit vergeht langsamer, je schneller man sich bewegt.

☐ Stimmt ☐ Stimmt nicht

c) Die erste Uhr mit Pendel wurde im 19. Jahrhundert gebaut.

☐ Stimmt ☐ Stimmt nicht

d) Das Meter ist die Länge der Strecke, die das Licht im Vakuum während der Dauer von 1/299 792 458 Sekunden durchläuft.

☐ Stimmt ☐ Stimmt nicht

e) Die Kreidezeit war nach der Steinzeit.

☐ Stimmt ☐ Stimmt nicht

f) Der Roman »Auf der Suche nach der verlorenen Zeit« stammt von Heinrich von Kleist.

☐ Stimmt ☐ Stimmt nicht

6. Zum Berechnen

a) Wie viele Sekunden hat eine Woche?

____

b) Wie viele Tage liegen zwischen dem 2. Februar und dem 24. März 2008?

____

c) Wenn es jetzt 6:23 Uhr ist: In wie vielen Sekunden ist es 9:49 Uhr?

____

d) Ein Fernsehfilm dauert von 20:15 bis 22:17 Uhr.
Wie viele Minuten sind das?

____

7. Analogien finden

Welches der 4 zur Auswahl stehenden Worte stimmt?

A. Zeitlupe verhält sich zu Zeitraffer wie langsam zu
a) alt b) jung c) heftig d) schnell

B. »Die Entdeckung der Langsamkeit« ist für Sten Nadolny wie »Die Zeitmaschine« für
a) G. Orwell b) H. G. Wells c) M. Twain d) W. Faulkner

C. Kilotonne verhält sich zu Masse wie Lichtjahr zu
a) Länge b) Zeit c) Helligkeit d) Spannung

D. Zeit verhält sich zu Uhr wie Masse zu
a) Waage b) Gewicht c) Kilogramm d) Messung

E. »The General« ist für Keaton wie »Modern Times« für
a) Lloyd b) Chaplin c) Langdon d) Chase

F. Minute verhält sich zu Stunde wie Sekunde zu
a) Tag b) Woche c) Monat d) Minute

G. »Die Welt« verhält sich zu Berlin wie »Die Zeit« zu
a) München b) Wien c) Hamburg d) Zürich

8. Zwischenwörter

Welches Wort müssen Sie in der Mitte einsetzen, damit sich je 2 sinnvolle zusammengesetzte Hauptworte ergeben?

Beispiel: *Mittel* ________ *Nagel* *(Lösung: Finger)*

Diamant	________	Uhr	Treib	________	Uhr
Hosen	________	Uhr	Abend	________	Uhr
Zwischen	________	Uhr	Rund	________	Uhr
Hühner	________	Uhr	Messe	________	Uhr

9. Buchstaben-Wirrwarr

Finden Sie die 12 im Buchstabengitter versteckten Monate waagrecht und senkrecht, vorwärts und rückwärts, aufwärts und abwärts heraus?

V	R	E	B	M	E	V	O	N	D	E	Z	E	M	B	E	R	W	L	Z	Y	C	Z	S	Y
C	Z	H	J	B	X	A	N	A	Ä	U	Y	Ö	Ä	L	Q	T	Q	I	U	J	H	U	J	C
A	E	G	K	Ü	G	Y	M	U	K	Q	L	I	R	P	A	Z	A	K	K	U	J	V	A	H
O	K	T	O	B	E	R	L	G	J	C	K	K	Z	J	S	O	S	I	K	N	W	D	N	T
X	Q	F	L	O	Z	R	A	U	R	B	E	F	Q	H	X	I	C	L	E	I	Q	U	U	O
R	E	B	M	E	T	P	E	S	R	N	L	I	A	M	F	Z	V	U	N	A	J	I	A	P
B	N	K	L	Ö	P	R	T	T	Z	H	D	B	X	B	D	T	M	J	V	X	K	Ö	R	F

10. Gedächtnis (zu 1. Merkaufgabe)

Bitte schreiben Sie die entsprechenden Orte zu den Uhren:

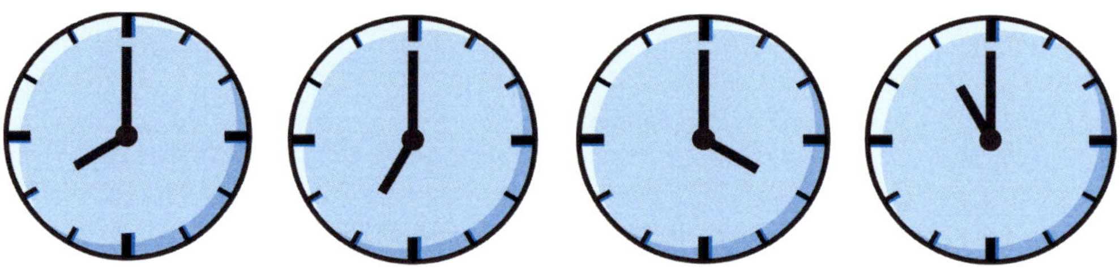

________ ________ ________ ________

11. Konzentration

a) *Markieren Sie bitte* ***so rasch wie möglich*** *alle Zahlenpaare, deren Summe 12 ergibt:*

15**66**349840239786752485631220931920357498435428753473

b) *Markieren Sie bitte* ***so rasch wie möglich*** *alle Buchstabenpaare, die im Alphabet nur durch einen Buchstaben getrennt sind:*

A**DF**GJKMJYWGJHUQKTRIPUWEDZXSCHKNPQDBJRUXYDSTFHGLOPTRI

12. Logische Reihe

Welches der unten abgebildeten Zifferblätter passt an die Stelle des Fragezeichens, damit die Reihe von links nach rechts logisch richtig fortgesetzt wird (unabhängig davon, ob die Stellung der Zeiger realistisch ist)?

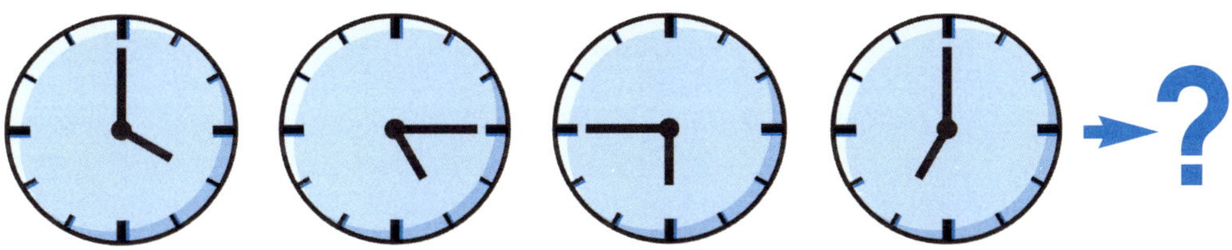

A B C D

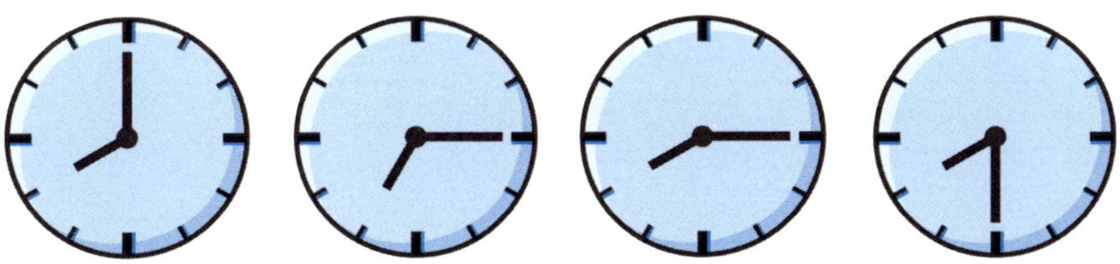

13. Wissen

Welche der 4 Antworten stimmt? Kreuzen Sie bitte an:

a) An welcher Zeit sind alle irdischen Zeitzonen orientiert?

☐ Greenwich ☐ Boston ☐ Tokio ☐ Bangkok

b) Wer schrieb den Bestseller »Eine kurze Geschichte der Zeit«?

☐ Marie Curie ☐ Stephen Hawking

☐ Albert Einstein ☐ Niels Bohr

c) Am wievielten Tag schuf Gott laut Genesis den Menschen?
- am ersten
- am zweiten
- am fünften
- am sechsten

d) Vor wie vielen Jahren entstand die Erde?
- 6,8 Milliarden
- 4,6 Milliarden
- 4,6 Millionen
- 5766

e) Wer führte den Julianischen Kalender ein?
- Papst Gregor XIII.
- Julius Cäsar
- Ramses I.
- Papst Leo I.

f) Wie hieß der berühmte Stummfilmkomiker, der in einem seiner Filme am Zeiger einer Turmuhr hängt?
- Buster Keaton
- Charlie Chaplin
- Harold Lloyd
- Stan Laurel

g) In welchem Jahr trat der Gregorianische Kalender in Kraft?
- 1582 n. Chr.
- 1652 n. Chr.
- 1682 n. Chr.
- 1752 n. Chr.

h) In welchem Jahr (laut Gregorianischem Kalender) beginnt die islamische Zeitrechnung?
- 422 n. Chr.
- 522 n. Chr.
- 622 n. Chr.
- 722 n. Chr.

i) In welchem Jahr wurde nach der jüdischen Zeitrechnung die Welt erschaffen?
- 6761 v. Chr.
- 5761 v. Chr.
- 4761 v. Chr.
- 3761 v. Chr.

Lösungen

2. Zum Nachdenken

Weil die beiden Hunde nicht zur gleichen Zeit durch das Rohr schauen.

3. Worte finden

Weitere Lösungen z. B.: legen, erstellen, umstellen, zeigen, leiten, stören, geizen, zielen, erzielen, gieren, reizen, summen, leisten.

5. Stimmt – Stimmt nicht

a) Stimmt. b) Stimmt. c) Stimmt nicht: Es war 1645 (oder1656), als Christiaan Huygens die erste Uhr mit Pendel baute. d) Stimmt. e) Stimmt nicht. f) Stimmt nicht: Es ist ein Roman von Marcel Proust.

6. Zum Berechnen

a) 7 x 24 x 60 x 60 = 604 800 Sekunden. b) 27 + 23 = 50 Tage.
c) 206 x 60 = 12 360. d) 122 Minuten.

7. Analogien finden

A. schnell. B. H. G. Wells (Autor von »Die Zeitmaschine«). C. Länge (Lichtjahr ist eine Maßeinheit der Länge). D. Waage (Messgerät für Massen). E. Chaplin (Hauptdarsteller in »Modern Times«). F. Minute (ist das 60-fache einer Sekunde). G. Hamburg (ist der Erscheinungsort der Zeitung »Die Zeit«).

8. Zwischenwörter

Armband, Taschen, Stopp, Eier, Sand, Sonnen, Funk, Stand.

9. Buchstaben-Wirrwarr

V	**R**	**E**	**B**	**M**	**E**	**V**	**O**	**N**	**D**	**E**	**Z**	**E**	**M**	**B**	**E**	**R**	W	L	Z	Y	C	Z	S	Y
C	Z	H	J	B	X	A	N	**A**	Ä	U	Y	Ö	**Ä**	L	Q	T	Q	I	U	**J**	H	U	**J**	C
A	E	G	K	Ü	G	Y	M	**U**	K	Q	**L**	**I**	**R**	**P**	**A**	Z	A	K	K	**U**	J	V	**A**	H
O	**K**	**T**	**O**	**B**	**E**	**R**	L	**G**	J	C	K	K	**Z**	J	S	O	S	**I**	K	**N**	W	D	**N**	T
X	Q	F	L	O	Z	**R**	**A**	**U**	**R**	**B**	**E**	**F**	Q	H	X	I	C	**L**	E	**I**	Q	U	**U**	O
R	**E**	**B**	**M**	**E**	**T**	**P**	**E**	**S**	R	N	L	**I**	**A**	**M**	F	Z	V	**U**	N	A	J	I	**A**	P
B	N	K	L	Ö	P	R	T	**T**	Z	H	D	B	X	B	D	T	M	**J**	V	X	K	Ö	**R**	F

10. Gedächtnis

Wien, London, Sydney, Los Angeles.

11. Konzentration

a) 15**66**349**84**02**39**786**75**2**48**5631220**93**19203**57**49**84**35428**75**3473
b) A**DF**GJ**KM**J**YW**G**JH**UQK**TR**IP**UW**ED**ZX**SCHK**NP**Q**DB**JRUXYDST**FH**GLOP**TR**I

12. Logische Reihe

D (Der lange Zeiger springt abwechselnd einen Viertel- und einen Halbkreis im Uhrzeigersinn weiter, der kurze eine Einheit.)

13. Wissen

a) Greenwich. b) Stephen Hawking. c) Am sechsten Tag. d) 4,6 Milliarden.
e) Julius Cäsar. f) Harold Lloyd. g) 1582 n. Chr. h) 622 n. Chr. i) 3761 v. Chr.

Profi-Tipp: Bewegung

Bewegung verbessert nicht nur die Leistungsfähigkeit des Körpers, sondern steigert auch die Funktionstüchtigkeit des Gehirns. Es ist nachgewiesen, dass durch körperliche Aktivität zusätzliches Nervenwachstum im Gehirn angeregt wird. Wie das Herz oder die Skelettmuskulatur kann auch das Gehirn durch regelmäßiges Ausdauertraining bis ins Alter leistungsfähig bleiben. Außerdem haben körperlich fitte Personen deutlich kürzere Reaktionszeiten, sie können sich besser konzentrieren und machen weniger Fehler bei Denkaufgaben. Körperliche Bewegung führt wahrscheinlich sowohl zu einer besseren Versorgung des Gehirns mit Nährstoffen als auch zu einer vermehrten Bildung von Substanzen im Gehirn, welche das Wachstum von Nervenzellen und von Verbindungen zwischen den Nervenzellen verstärken.

Wenngleich die Ursachen für die beeindruckende Steigerung der Gehirnleistung durch körperliches Training noch nicht exakt bestimmt sind, so sprechen diese Ergebnisse doch eindeutig für den enormen Nutzen, den regelmäßige körperliche Bewegung dem Gehirn bringt. Mit körperlichem Training sind keineswegs sportliche Spitzenleistungen gemeint, aber auch keine monatlichen »Alibiaktionen«, um das schlechte Gewissen zu beruhigen. Regelmäßig mehrmals pro Woche ausgeübte Ausdauersportarten wie Jogging, Rad fahren oder Schwimmen wirken sich ebenso positiv auf das Gehirn aus wie schnelles Gehen, Wandern oder Gymnastik. Bitte klären Sie im Zweifelsfall mit einem Arzt Ihres Vertrauens ab, welche Sportart er Ihnen rät und bis zu welcher Pulsfrequenz er Ihnen eine körperliche Anstrengung empfiehlt.

Vielleicht gelingt es Ihnen nach anfänglicher Überwindung eines möglicherweise vorhandenen »Trägheitswiderstands«, die körperliche Aktivität zu einem festen Bestandteil Ihres wöchentlichen Zeitplanes zu machen. Bitte beachten Sie, dass die Umstellung von Gewohnheiten, wie z. B. die Gewöhnung an einen geänderten Zeitplan und an neue Verhaltensweisen, eine gewisse Zeit benötigt. Nach einer Umstellungsphase von einigen Wochen wird die Bewegung ganz normal und selbstverständlich werden. Dann kann es sein, dass Sie Ihr Bewegungsprogramm sogar vermissen.

2. Weltraum

1. Merkaufgabe

Bitte prägen Sie sich innerhalb von 5 Minuten den folgenden Text ein:

Der US-amerikanische Astronom Edwin Powell Hubble konnte im Jahr 1929 die Expansion des Weltalls nachweisen. Die Größe, welche diese Expansion beschreibt, wird ihm zu Ehren »Hubble-Konstante« genannt. Hubble wurde am 20. November 1889 in Marshfield geboren und verstarb in San Marino, Kalifornien, im Alter von 63 Jahren. Er studierte Physik, Astronomie und Rechtswissenschaften und konnte 1923 beweisen, dass der Andromeda-Nebel weit außerhalb unserer Milchstraße liegt. Das nach ihm benannte, im Jahr 1990 ausgesetzte Hubble-Weltraum-Teleskop umkreist die Erde in etwa 600 Kilometern Höhe und wiegt etwa 11 Tonnen. Der Hauptspiegel des Teleskops hat einen Durchmesser von 2,4 Metern. Im Jahr 2010 wird dieses Teleskop voraussichtlich außer Betrieb genommen werden.

2. Planeten-Durcheinander

Bringen Sie bitte die Planeten unseres Sonnensystems in die richtige Reihenfolge, indem Sie die Zahlen 1 bis 9 in die Kreise eintragen (1 ist der Sonne am nächsten, 9 am weitesten entfernt):

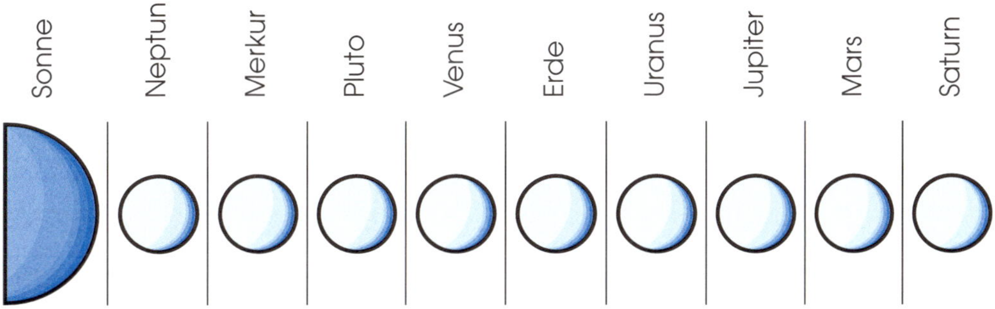

3. Mit Zahlensymbolen rechnen

Welche Ziffer müssen Sie statt eines Buchstabens einsetzen, damit die Rechnung stimmt? Gleiche Buchstaben stehen für gleiche Ziffern:

VE	**x**	**N**	**=**	**US**
:		**:**		**:**
U	**+**	**N**	**=**	**A**
A	**+**	**V**	**=**	**E**

4. Gedächtnis (zu 1. Merkaufgabe)

Beantworten Sie nun die folgenden Fragen:

a) Wie hieß der US-amerikanische Astronom, der im Jahr 1929 die Expansion des Universums nachweisen konnte?

____

b) Wann und wo wurde er geboren?

____

c) In welchem Jahr verstarb er?

____

d) Wann wurde das nach ihm benannte Weltraum-Teleskop ausgesetzt und in welchem Jahr wird es voraussichtlich außer Betrieb genommen werden?

____

e) Wie schwer ist dieses Teleskop und welchen Durchmesser hat sein Hauptspiegel?

____

5. Zum Rechnen

Nach dem Standardmodell der Kosmologie entstand unser Universum vor etwa 13,8 Milliarden Jahren mit dem sogenannten Urknall. Im Unterschied dazu berechnete der Erzbischof James Ussher (1581–1656) den Zeitpunkt der Schöpfung für den 23. Oktober des Jahres 4004 v. Chr. um 14:30 Uhr. Angenommen, der Erzbischof lebte heute und würde das Alter des Universums mit 6000 Jahren angeben, wie oft ist diese Zahl im wissenschaftlich errechneten Alter enthalten?

____

6. Stimmt – Stimmt nicht

Bitte streichen Sie alle Textpassagen, die nicht richtig sind:

»Ich weiß, dass die Sonne ein Stern ist«, murrt Jakob, als ihn seine Lehrerin fragt. Leider hat er nicht aufgepasst, als sie sich in die engen Bänke der Sternwarte zwängten, und so hat die Lehrerin unmittelbar hinter ihm Platz genommen. Diese Unachtsamkeit ärgert ihn. Doch das Interesse an der Astronomie ist zum Glück stärker und so gelingt es ihm sehr rasch, die ganze Aufmerksamkeit dem Vortragenden zu widmen. Gerade erklärt er, dass die Milchstraße diesen Namen trage, weil sie so viel Calcium enthalte, und dass die Entfernung zwischen Erde und Sonne etwa 300 Millionen Kilometer betrage. »Der größte Planet des Sonnensystems«, fährt der Astronom fort, »ist der Saturn.« Und weiter erklärt er, das Sonnensystem, in dem sich die Erde befinde, sei nur ein kleiner Teil eines Spiralnebels. »Wer von euch weiß«, fragt er plötzlich, » wie alt unsere Sonne ist?« Nach kurzem Schweigen meldet sich Kathrin, die wie üblich in der ersten Reihe sitzt, und meint: »Ungefähr 4,5 Millionen Jahre.« Jakob schüttelt den Kopf. Er wird allmählich ungeduldig und will endlich die große Attraktion der Sternwarte sehen, die Projektion der Sternbilder. In Gedanken sieht er schon den Adler, den Widder, den Schwan, den Kranich und die Giraffe in der Kuppel aufleuchten.

7. Worte finden

Bilden Sie mindestens 10 Worte, welche die Silbe ***ALL*** *enthalten, aber nichts mit dem Weltraum zu tun haben:*

____

____

____

8. Analogien finden

Welches der 4 zur Auswahl stehenden Worte stimmt?

A. Sowjetunion verhält sich zu Juri Gagarin wie USA zu
a) John Glenn b) David Scott c) Jim Lovell d) Frank Borman

B. »Der Mond ist aufgegangen« ist für Johann Abraham Peter Schulz wie die »Mondscheinsonate« für
a) Mozart b) Haydn c) Beethoven d) Schubert

C. »Apollo« verhält sich zu »Sojus« wie USA zu
a) Spanien b) Sowjetunion c) Cape Canaveral d) China

D. Weltall verhält sich zu Urknall wie Mensch zu
a) Tod b) Jugend c) Zeugung d) Geburt

E. Kosmos verhält sich zu Atom wie riesig zu
a) enorm b) winzig c) groß d) breit

F. Rakete verhält sich zu hinauf wie Unterseeboot zu
a) hinweg b) hinein c) hinunter d) hindurch

G. Kosmisch verhält sich zu komisch wie gerben zu
a) geben b) Haut c) Gerbera d) Serben

9. Konzentration

Astronomen müssen oft sehr lange und genau suchen, bis sie einen vorhergesagten Himmelskörper auch wirklich entdecken. Finden Sie im folgenden Buchstabenwirrwarr den Buchstaben G (für Galaxie) heraus?

ABHDEJRTLÖZÄLÄZKÖJJSXCCDJCKLCLJKLJKCDÖKÖSKMÖKEPO
PEPEOÄWEOPMMÄMDOKFROIJFUFHUNSNCKNCQOWIOECNQIW
DNIJDDQOWEJIDOJEPDJIPEQWOIDJIFJIRUJCXMQXMPOEIJXIRJIR
MRCMPXPRICJIRJFIJDFJFPIJEWDMJIEQKDPEODPOEIRJRIFJCNCI
DJKELLKRSKAÖOIIRJKSMALDJALÖDASXCMSDLKÖWEÖPSKFKLO
OPJDIPQWODPQOIEDJPEIDJPIRUFJRUFHPCJDPEOIDJPQIJQEIPF
JQDFJOPIEFQIWJEDFIPEMXMFQXPIOUMPOMUIPOFPIUXMPEFUP
QUXPQWIUXPFQEWPOFUPQUXPOQEIWFUXPFUEXPQFUPQWEU
XFIRPQXFJPQWEJYMQDJIWQJWFJÖQFIMDXJMFQJQFJQXPEJMX
FPQORIJXPJFRQJQPXQPXJFPQRXMFJPQRJFIPRJQFXPRMPOQEI
JXIPQJPXQJXFPQJIFPQORJXPOQIJFXQOPRJXFQPORFJPQXRJFP
QIJFPXOQJIXPOQIRFJPQOIFJXPQRIXJQFJPQRIJFXQPIJFPJFPRIJ
FPIJRQIPJFQPIJRFPQJFQPJFQPJIFIPQIJFQPFPRFJPRIJPPWÜQÜ
EDKDODEXSÖASDLKÖWEODWSÖDKEPDKOWKOPWPGEPKÜDÜZ
PLDLWPDDKPLWKPEEKPOKDEDIDOPWOQDPEOEDKPQKDPEKD
QDDKPQKDOKÜQEODPQEODKPEJÖJÖJEÖJQEWJDÖLQJKEWLW

10. Kreativität

Denken Sie sich zu den Worten **STERN, HOLZ, LACHEN, FINSTER, WEG** *eine kurze, möglichst unterhaltsame Geschichte aus, in der jedes dieser Worte vorkommt:*

11. Logisches Denken

Welche der unten abgebildeten Raumsonden (A, B oder C) passt an die Stelle des Fragezeichens, damit die Reihe von links nach rechts logisch richtig fortgesetzt wird?

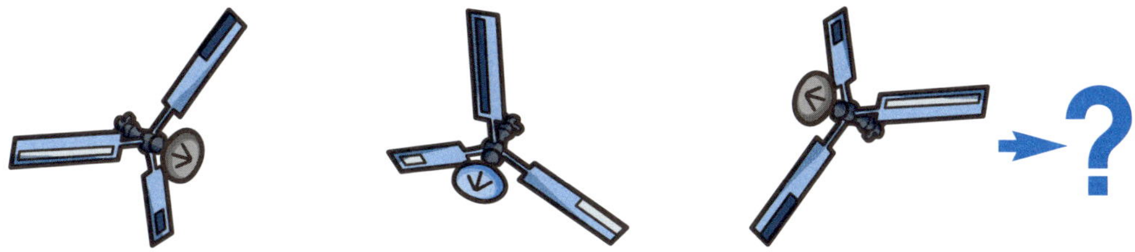

A

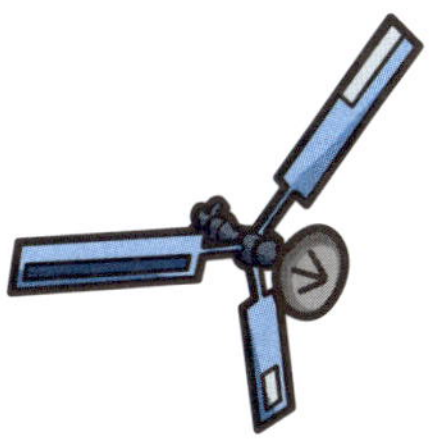

B

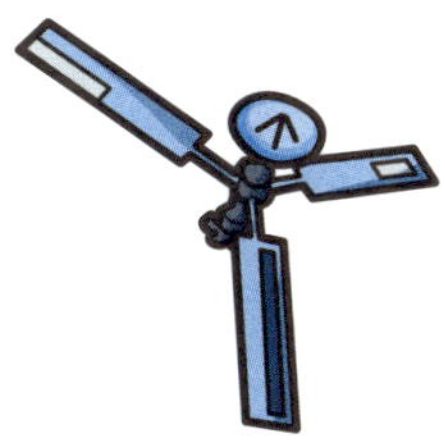

C

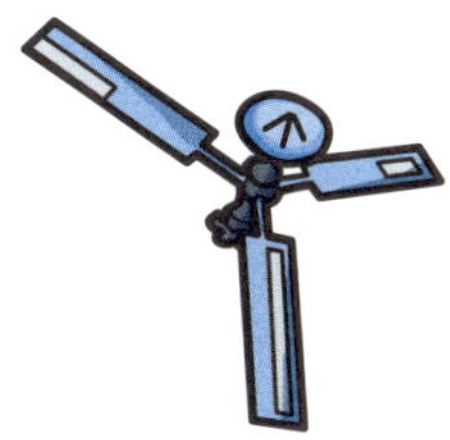

12. Gedächtnis (zu 1. Merkaufgabe)

Bitte erinnern Sie sich an den Text zu Beginn dieses Kapitels und füllen Sie die folgenden Lücken:

Der US-amerikanische ______________ Edwin Powell Hubble konnte im Jahr 1929 die ______________ des Weltalls nachweisen. Die Größe, welche diese Expansion beschreibt, wird ihm zu Ehren »Hubble-______________« genannt. Hubble wurde am 20. November 1889 in Marshfield geboren und verstarb in San ______________, Kalifornien, im Alter von 63 Jahren. Er studierte Physik, ______________ und Rechtswissenschaften und konnte 1923 beweisen, dass der ______________-Nebel weit außerhalb unserer Milchstraße liegt.

Das nach ihm benannte, im Jahr 1990 ausgesetzte Hubble-Weltraum-Teleskop umkreist die Erde in etwa ______________ Kilometern Höhe und wiegt etwa 11 Tonnen. Der Hauptspiegel des Teleskops hat einen ______________ von 2,4 Metern. Im Jahr 2010 wird dieses Teleskop voraussichtlich außer Betrieb genommen werden.

13. Wissen

Welche der 4 Antworten stimmt?

a) Wie nennt man einen Festkörper, der den Eintritt in unsere Erdatmosphäre überstanden hat und auf die Erde fällt?
☐ Sternschnuppe ☐ Komet ☐ Asteroid ☐ Meteorit

b) Welches astronomische Objckt wird auch »Schweifstern« genannt?
☐ Planet ☐ Mond ☐ Komet ☐ Nova

c) Welcher Planet ist der sogenannte »Morgenstern«?
☐ Venus ☐ Saturn ☐ Mars ☐ Jupiter

d) Wie viele Monde hat der Mars?
☐ 3 ☐ 2 ☐ 1 ☐ keinen

e) Wie hieß das erste irdische Lebewesen im All?
☐ Lila ☐ Leila ☐ Balalaika ☐ Laika

f) Welcher Armstrong betrat als erster Mensch den Mond?
☐ John ☐ Neil ☐ Louis ☐ Fred

g) Welcher Gelehrte vertrat erstmals die Auffassung, dass sich die Erde um die Sonne bewegt?
☐ Kopernikus ☐ Galilei ☐ Kepler ☐ Brahe

h) Wo befindet sich der Weltraumbahnhof der Europäischen Weltraumagentur ESA?
☐ Französisch-Guyana ☐ Tadschikistan
☐ USA ☐ Mongolei

Lösungen

2. Planeten-Durcheinander
1 = Merkur, 2 = Venus, 3 = Erde, 4 = Mars, 5 = Jupiter, 6 = Saturn, 7 = Uranus, 8 = Neptun, 9 = Pluto.

3. Mit Zahlensymbolen rechnen

15	x	2	=	30
:		:		:
3	+	2	=	5
5	+	1	=	6

4. Gedächtnis
a) Edwin Powell Hubble. b) Am 20. November 1889 in Marshfield. c) 1952. d) 1990, 2010. e) 11 Tonnen, 2,4 Meter.

5. Zum Berechnen
2 300 000.

6. Stimmt – Stimmt nicht
Der Name »Milchstraße« stammt von dem hellen Band, das in klaren Nächten am Himmel sichtbar ist. Die Entfernung zwischen Erde und Sonne beträgt etwa 150 Millionen Kilometer. Nicht der Saturn, sondern der Jupiter ist der größte Planet des Sonnensystems. Die Sonne ist nicht 4,5 Millionen, sondern 4,5 Milliarden Jahre alt.

7. Worte finden
Weitere Lösungen z. B.: allwissend, allgegenwärtig, allein, alles, Allerheiligen, Allergie, allegro, Allee, Allegorie, allgemein, Alliierter, Allianz, allseits, überall, Knall, Ball, Drall, Fall, Falle, Galle, Hall, Kralle, Kalligrafie, prall, Qualle, Schnalle, Vasall, Wallung, aufprallen, …

8. Analogien finden
A. John Glenn. B. Beethoven. C. Sowjetunion. D. Zeugung. E. winzig. F. hinunter. G. geben.

9. Konzentration
Das G ist in der drittletzten Zeile der 8. Buchstabe von rechts.

11. Logisches Denken
B (Die Sonde dreht sich um 90 Grad im Uhrzeigersinn weiter, die Farben werden invertiert.)

12. Gedächtnis
Astronom, Expansion, Konstante, Marino, Astronomie, Andromeda, 600, Durchmesser.

13. Wissen
a) Meteorit. b) Komet. c) Venus. d) Zwei. e) Laika. f) Neil. g) Nikolaus Kopernikus. h) Französisch-Guyana.

Profi-Tipp: Ernährung

Wenn Sie eine Zimmerpflanze jahrelang nur gießen, aber nie düngen, wie sieht sie dann nach einiger Zeit aus? Mit dem Gehirn verhält es sich ähnlich: Über die Blutgefäße erhält es Nährstoffe, die es für seine Funktionstüchtigkeit braucht.

Im Januar 2004 zitierte die österreichische Tageszeitung *Der Standard* den Heidelberger Alzheimerforscher Konrad Beyreuther mit den Worten: »Die Ernährung ist wahrscheinlich die ganz entscheidende Komponente bei Alzheimer.« So gilt z. B. der Geschmacksverstärker Glutamat als Risikofaktor für neurodegenerative Erkrankungen wie Multiple Sklerose, Alzheimer oder Parkinson. Auch andere Forscher stellten fest, dass es der modernen, denaturierten Supermarktnahrung an wichtigen Inhaltsstoffen, wie z. B. den Omega-3-Fettsäuren, fehle.

Daher möchte ich Ihnen 10 Empfehlungen für eine ausgewogene und dem menschlichen Organismus (und damit auch dem Gehirn) zuträgliche Ernährung vorstellen, die von der Deutschen Gesellschaft für Ernährung herausgegeben wurden:

Essen Sie
1. vielseitig, aber nicht zu viel
2. weniger Fett
3. würzig mit wenig Salz
4. weniger Süßes
5. mehr Vollkornprodukte
6. reichlich Gemüse, Kartoffeln und Obst
7. weniger tierisches Eiweiß
8. öfter kleine Mahlzeiten.

Trinken Sie
9. mit Verstand (siehe Profi-Tipp: Trinken)

und bereiten Sie
10. Speisen nährstoffschonend zu.

Essen Sie, wenn Sie hungrig sind (und nicht, wenn die anderen essen), in Ruhe und langsam. Über die vollwertige Ernährung hinaus können Sie aber (im Zweifelsfall nach Absprache mit dem Arzt Ihres Vertrauens) Ihrem Gehirn spezielle Nährstoffe zuführen, die sich als besonders förderlich für die Hirnleistung erwiesen haben:

- Vitamin B1 (z. B. in Kartoffeln, Hülsenfrüchten, Fisch, Nüssen),
- Niacin (z. B. in Vollkornprodukten, Nüssen, Fisch, Geflügel, Pilzen),
- Lecithin (z. B. in Walnüssen, Eidotter, Sojaprodukten).

Lassen Sie sich die Steigerung Ihrer geistigen Fitness gut schmecken!

3. Tiere

1. Merkaufgabe

Bitte prägen Sie sich innerhalb von 1 Minute die Tiere und die Namen, die ihnen von den Wärtern gegeben wurden, gut ein:

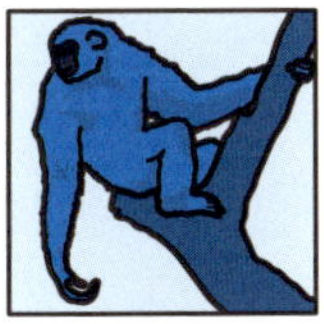
Rudi

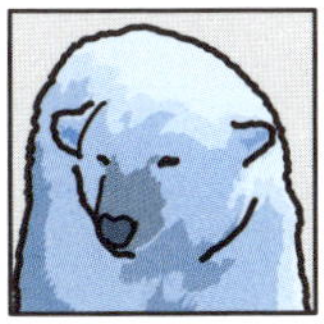
Paul

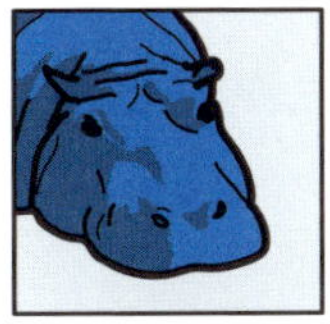
Erna

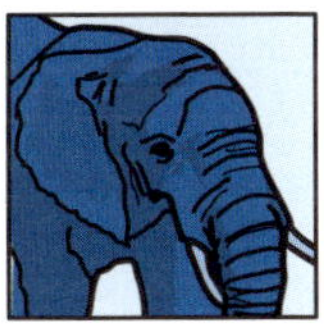
Bonzo

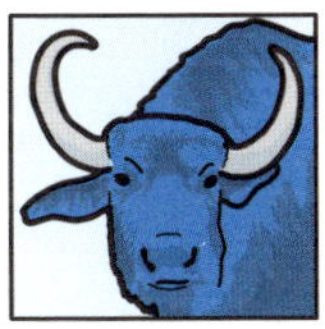
Bruno

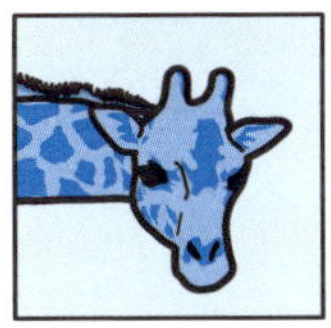
Cindy

2. Spiralworte finden

Welches Wort erhalten Sie, wenn Sie alle Buchstaben der folgenden Quadrate verwenden, an einer Ecke beginnen und in einer Spiralbewegung zum Zentrum weiter gehen? (1. Lösung: Bartgeier)

R	T	G
A	R	E
B	E	I

L	L	Ü
A	E	R
F	F	B

S	C	O
T	K	B
E	I	N

A	N	G
L	N	E
H	C	S

T	N	A
I	N	E
L	O	P

3. Buchstabenmischungen

Die Buchstaben, in die richtige Reihenfolge gebracht, ergeben die Namen von Reptilien:

SECHNALG ______________________

DEICHSEE ______________________

STÖRCHEKILD ______________________

ANLEUG ______________________

KORDOLIK ______________________

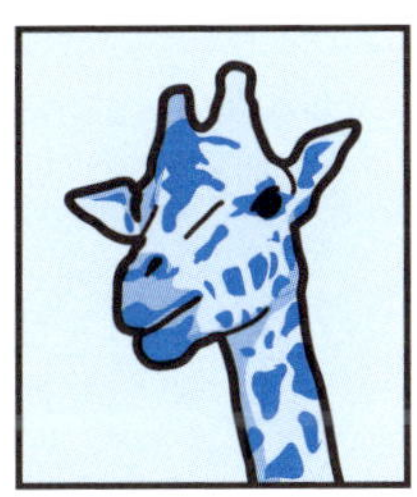

4. Gedächtnis (zu 1. Merkaufgabe)

Bitte ergänzen Sie die Namen, welche die Wärter den Tieren gegeben haben:

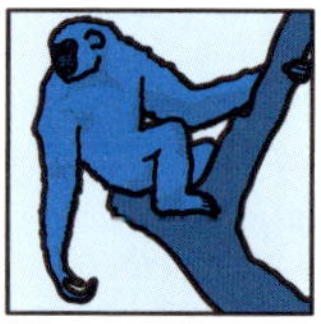 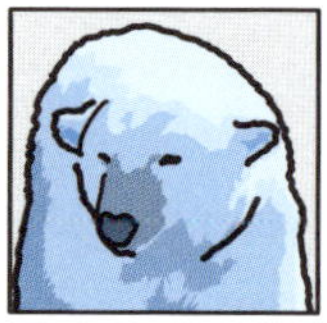 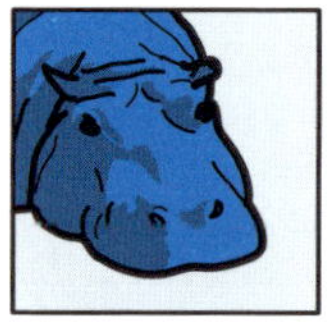

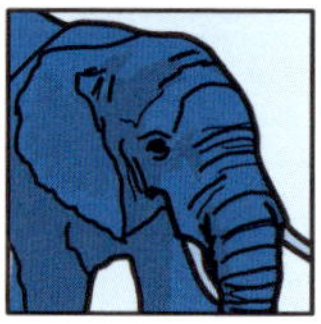 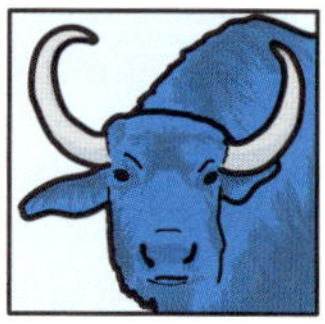 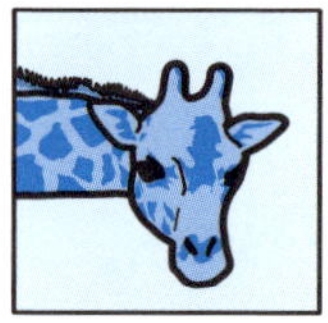

5. Ein Begriff passt nicht

Einer der folgenden Begriffe hat eine Eigenschaft nicht, die alle anderen gemeinsam haben. Welcher Begriff ist das und warum?

a) Iltis, Dachs, Baummarder, Steinmarder, Stinktier
b) Luchs, Löwe, Leopard, Tiger, Jaguar
c) Braunbär, Schwarzbär, Eisbär, Ameisenbär, Grizzlybär
d) Brüllaffe, Gorilla, Schimpanse, Orang-Utan, Gibbon
e) Biber, Maus, Ratte, Hamster, Maulwurf
f) Ren, Gämse, Elch, Damhirsch, Reh

6. Anfangswörter

Welches Wort müssen Sie links einsetzen, damit sich 4 sinnvolle zusammengesetzte Hauptworte ergeben?

Beispiel: ______ *(Lösung: Finger)*	*Hut*	*Kuppe*	*Gelenk*	*Nagel*
______	Schutz	Versuch	Rettung	Heim
______	Vogel	Katze	Mord	Fisch
______	Kröte	Patt	Bürger	Knappe
______	Fisch	Regen	Schatz	Gräber
______	Wurm	Bogen	Wolke	Wetter
______	Adler	Löwe	Stern	Igel

7. Schlussfolgerungen

Welche der zur Auswahl stehenden Schlussfolgerungen sind richtig? Mehrfachantworten sind möglich:

A. Alle Ratten sind Nagetiere.
Alle Nagetiere sind Säugetiere.

a) Alle Nagetiere sind Ratten.
b) Alle Ratten sind Säugetiere.
c) Einige Säugetiere sind Ratten.
d) Nicht alle Säugetiere sind Nagetiere.

B. Neben dem Orang-Utan, dem Gorilla und dem Schimpansen wird auch der Mensch zu den Menschenaffen gezählt.
Menschenaffen zählen zu den Schmalnasenaffen.

a) Alle Orang-Utans sind Schmalnasenaffen.
b) Nicht alle Menschen sind keine Schimpansen.
c) Alle Nicht-Menschen sind keine Schmalnasenaffen.
d) Einige Schmalnasenaffen sind Gorillas.

8. Buchstaben-Rechteck

Finden Sie die 10 im Buchstabenrechteck versteckten Vögel waagrecht und senkrecht, aufwärts und abwärts heraus?

K	T	P	W	R	T	Z	K	S	D	F	K	V	S
R	W	I	E	D	E	H	O	P	F	Ä	O	B	S
A	Z	N	S	C	X	Y	L	Ö	L	Ö	R	N	U
N	P	G	G	P	E	L	I	K	A	N	M	M	A
I	Ö	U	F	V	Y	X	B	L	M	L	O	K	R
C	Ä	I	D	B	M	C	R	K	I	K	R	L	T
H	Ü	N	C	N	Ö	V	I	M	N	J	A	Ö	S
T	U	K	A	N	W	Q	C	N	G	H	N	P	D
Y	X	C	V	B	E	Y	X	B	O	B	H	Ü	V

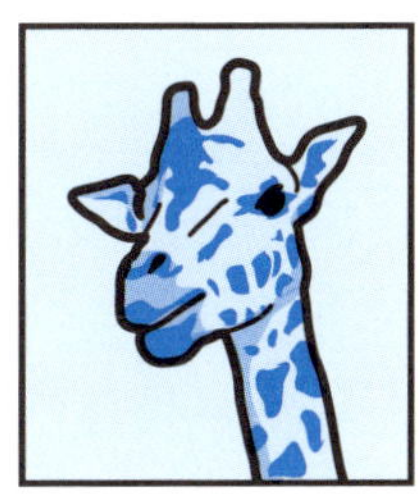

9. Zwischenwörter

Welches Wort müssen Sie in der Mitte einsetzen, damit sich je 2 sinnvolle zusammengesetzte Hauptworte ergeben?

Braun	______	Höhle	Zug	______	Käfig
Winter	______	Mütze	Stachel	______	Stall
Wach	______	Falke	Braut	______	Eule
Beutel	______	Gift	Voll	______	Geier

10. Zum Berechnen

Bitte führen Sie die folgenden Berechnungen ohne Taschenrechner und Kalender durch:

a) Wenn eine Boa Constrictor alle 20 Tage 10 kg Futter zu sich nimmt, wie viel Kilogramm Futter benötigte sie im Jahr 2004 (wenn sie am 31. 12. 2003 zuletzt gefüttert wurde)?

____

b) Ein Weißstorch verließ am 23. August 2002 um 12 Uhr MEZ sein Nest in Norddeutschland und kam am 19. Februar 2003 um 12 Uhr MEZ an seinem Zielort in Zentralafrika an. Auf seinem Flug legte er eine Strecke von insgesamt 6300 km zurück. Wie viele Kilometer war der Storch durchschnittlich pro Tag unterwegs?

____

11. Worte finden

Bilden Sie mindestens 10 Tiernamen aus den Buchstaben des Wortes
B E U T E L T I E R G A T T U N G:

____

____

____

____

____

(Richtige Beispiele: Gnu, Ratte, …)

12. Konzentration

Finden Sie heraus, was die Webspinne gefressen hat, indem Sie 4 Buchstaben ihres Namens streichen:

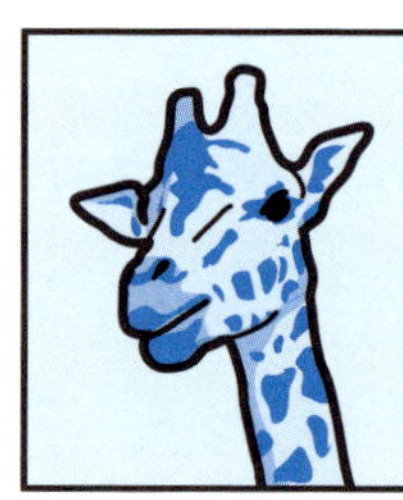

W E B S P I N N E

(Webspinnen sind neben den Milben die artenreichste Ordnung der Spinnentiere.)

13. Wissen

Welche der 4 Antworten ist richtig?

a) In welches Tier verwandelte sich Zeus, um die schöne Europa zu gewinnen?
- Esel
- Pferd
- Maultier
- Stier

b) Wie heißen die mythologischen Gestalten mit Pferdekörper und Menschenkopf?
- Kentauren
- Minotauren
- Basilisken
- Druiden

c) Welcher Hunderasse entstammte der Fernsehstar »Lassie«?
- Schäferhund
- Collie
- Dalmatiner
- Dackel

d) Wie heißt der größte Wal?
- Pottwal
- Walross
- Blauwal
- Bartwal

e) Welches dieser Tiere ist kein Fisch?
- Stör
- Delfin
- Wels
- Hai

f) Wann wurde der Tiergarten in Wien-Schönbrunn eröffnet?
- 1752
- 1852
- 1652
- 1802

g) Welches Tier lebt nicht in Afrika?
- Tapir
- Gazelle
- Wapiti
- Gnu

h) Wie viele Mägen hat eine Kuh?
- 2
- 3
- 4
- 5

i) Welcher Wissenschaftler vertrat in seiner Evolutionstheorie als erster eine Vererbung von im Laufe des Lebens erworbenen Eigenschaften?
- Darwin
- Spencer
- Lamarck
- Wallace

j) Welche der folgenden vier Fischarten ist die stammesgeschichtlich älteste?
- Hai
- Karpfen
- Lachs
- Tunfisch

Lösungen

2. Spiralworte finden
Brüllaffe, Steinbock, Schlange, Antilope.

3. Buchstabenmischungen
Schlange, Eidechse, Schildkröte, Leguan, Krokodil.

4. Gedächtnis
Rudi, Paul, Erna, Bonzo, Bruno, Cindy.

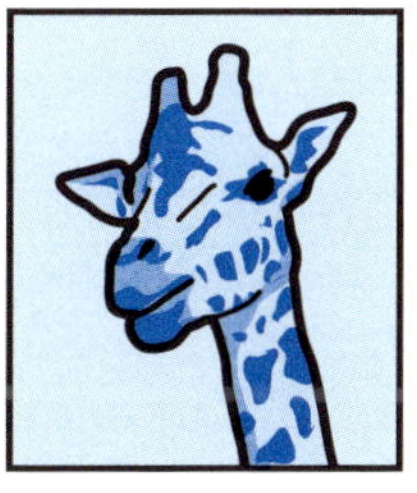

5. Ein Begriff passt nicht

a) Stinktier (ist kein echter Marder). b) Luchs (ist keine eigentliche Großkatze). c) Ameisenbär (gehört nicht zur Familie der Bären, ist mit dem Gürteltier verwandt). d) Brüllaffe (ist kein Menschenaffe). e) Maulwurf (gehört nicht zu den Nagetieren). f) Gämse (ist kein Hirsch, sondern gehört zu den Rinderartigen).

6. Anfangswörter

Tier, Raub, Schild, Gold, Regen, See.

7. Schlussfolgerungen

A. b) c) d). B. a) d).

8. Buchstaben-Rechteck

K	T	**P**	W	R	T	Z	**K**	S	D	F	**K**	V	**S**
R	**W**	**I**	**E**	**D**	**E**	**H**	**O**	**P**	**F**	Ä	**O**	B	**S**
A	Z	**N**	S	C	X	Y	**L**	Ö	**L**	Ö	**R**	N	**U**
N	P	**G**	G	**P**	**E**	**L**	**I**	**K**	**A**	**N**	**M**	M	**A**
I	Ö	**U**	F	V	Y	X	**B**	L	**M**	L	**O**	K	**R**
C	Ä	**I**	D	B	**M**	C	**R**	K	**I**	K	**R**	L	**T**
H	Ü	**N**	C	N	**Ö**	V	**I**	M	**N**	J	**A**	Ö	**S**
T	**U**	**K**	**A**	**N**	**W**	Q	C	N	**G**	H	**N**	P	D
Y	X	C	V	B	**E**	Y	X	B	**O**	B	H	Ü	V

9. Zwischenwörter

Bären, Schlaf (oder: Fell), Turm, Ratten (oder: Tier), Vogel, Schweine, Schleier, Bart.

10. Zum Berechnen

a) 366 Tage : 20 = 18,3. 10 kg x 18,3 = 183 kg Futter.
b) 8,5 Tage im August + 30 Tage im September + 31 Tage im Oktober + 30 Tage im November + 31 Tage im Dezember + 31 Tage im Januar + 18,5 Tage im Februar = 180 Tage. 6300 km : 180 = 35 km pro Tag.

11. Worte finden

Weitere Beispiele: Egel, Igel, Ente, Ganter, Bär, Ur, Tiger, Geier, Eule, Ren, Eber.

12. Konzentration

WEB**SP**INN**E**.

13. Wissen

a) Zeus näherte sich Europa, der wunderschönen Tochter des Phönizierkönigs Agenor in Gestalt eines prächtigen Stiers, auf dessen Rücken sie Kreta erreichte, wo Zeus mit ihr drei Söhne zeugte: Minos, Radamanthys und Sarpedon.

b) Kentauren (Zentauren) sind wilde Fabelwesen der griechischen Sage mit menschlichem Oberkörper und Pferdeleib. Sie sind Nachkommen des Kentauros.
c) Der Collie ist ein schottischer Schäferhund und gehört zur Rasse der Gebrauchs- und Begleithunde. Die kluge Hündin »Lassie« wurde von einer Reihe männlicher Collies dargestellt.
d) Der größte Wal ist der Blauwal. Er wird bis zu 29 Meter lang und nimmt bis zu vier Tonnen Krill pro Tag auf.
e) Delfine gehören zu den Zahnwalen. Wie alle Walarten sind Delfine Säugetiere. Sie atmen Luft und müssen daher in regelmäßigen Abständen an die Wasseroberfläche kommen.
f) Die Entstehung der Menagerie ist dem Gemahl der Kaiserin Maria Theresia, Franz Stephan von Lothringen, zu verdanken. Da ihm die bestehenden Tiergehege zu klein waren, beauftragte er den holländischen Hofgärtner Adrian van Steckhoven und Jean Nicolas Jadot de Ville-Issey mit dem Bau einer Menagerie, die nach einjähriger Bauzeit am 31. Juli 1752 vorgestellt wurde.
g) Der Tapir lebt in Asien, Mittel- und Südamerika.
h) Eine Kuh hat vier Mägen (Pansen, Netzmagen, Blättermagen, Labmagen) mit insgesamt 110 bis 230 Litern Fassungsvermögen.
i) Jean-Baptiste Pierre Antoine de Monet, Chevalier de Lamarck (1744–1829), vertrat die Auffassung, dass sich durch die Veränderung der Umwelt ein kontinuierlicher Artenwandel vollzieht. Durch häufigen Gebrauch können sich Organe stärker entwickeln, während weniger häufig gebrauchte Organe verkümmern. Diese erworbenen Eigenschaften werden laut Lamarck auf die Nachkommen vererbt (sog. Lamarckismus).
j) Der Hai. Die heutigen Haiarten stammen vermutlich aus dem Zeitraum vom Jura bis zur Kreide, vor 245 bis 65 Millionen Jahren.

P.S.: Wie oft ist Ihnen auf den vorigen 6 Seiten dieses Bild begegnet?

☐ 2 x ☐ 4 x ☐ 6 x

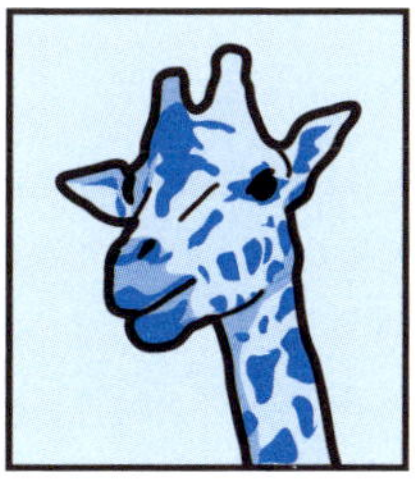

Profi-Tipp: Trinken

Der Mensch besteht zu etwa 60 % aus Wasser, das Gehirn sogar zu 90 %. Schon bei einem Flüssigkeitsverlust von über 10 % treten Verwirrtheitszustände auf und mehr als 20 % sind lebensbedrohlich. Ohne Flüssigkeitszufuhr überlebt der Mensch nicht länger als 3 bis 4 Tage. Mögliche Anzeichen eines Flüssigkeitsmangels sind Schmerzen (z. B. Kopfschmerzen), Müdigkeit, Abgeschlagenheit, Verwirrtheitszustände, Antriebslosigkeit, Gedächtnis- und Konzentrationsstörungen. Lassen Sie es gar nicht so weit kommen!

Ausreichende Flüssigkeitszufuhr optimiert den Blutfluss in den Gefäßen und dadurch die Versorgung des Gehirns mit Vitalstoffen, Salzen und Mineralien und den Abtransport von Schadstoffen. Wenn von Ihrem Arzt nicht anders verordnet, sollten Sie folgende Empfehlungen beachten:

1. Trinken Sie über den Tag verteilt regelmäßig 1,5 bis 2 Liter Flüssigkeit. Trinken Sie mindestens alle zwei Stunden. Es kann dabei sehr hilfreich sein, wenn Sie sich feste Trinkzeiten angewöhnen. (Da wir nicht wie Kamele gebaut sind, können wir nicht auf Vorrat trinken.)
2. Erhöhen Sie bei körperlicher Anstrengung oder bei heißem Wetter diese Menge deutlich. Der Konsum von mehr als 1 Liter pro Stunde kann allerdings zum schädlichen »Übertrinkphänomen« (Hyperhydration), einem Überangebot von Salzen und/oder Flüssigkeit im Organismus, führen. In Trainings- oder Wettkampfsituationen genügen 700 ml pro Stunde.
3. Bevorzugen Sie vitamin- und mineralstoffhaltige Getränke (z. B. Fruchtsäfte, Mineralwasser, Milch). Besonders empfohlen werden von Experten Mischungen von Fruchtsäften und Mineralwasser im Verhältnis von 1:2.
4. Vermeiden Sie alkohol- und koffeinhaltige Getränke (denn diese erhöhen die Flüssigkeitsausscheidung).
5. Meiden Sie stark zuckerhaltige Getränke.

Diese Ratschläge ergänzt der Arbeitskreis Gesundheitsförderung der Universitätsklinik Kaiserslautern durch einen Hinweis, wie Sie selber einschätzen können, ob Sie ausreichend getrunken haben: Weist Ihr Urin eine helle, blasse Farbe auf, dann ist die Flüssigkeitszufuhr ausreichend. Trinken Sie nicht erst, wenn Sie Durst verspüren. Durst ist bereits ein Alarmzeichen des Körpers!

4. Erde

1. Merkaufgabe

Prägen Sie sich bitte die Tabelle gut ein:

bis heute	Erdneuzeit	Neogen (erste Menschen) Paläogen
bis vor 65,5 Millionen Jahren	Erdmittelalter	Kreide (erste Säugetiere) Jura (erste Vögel) Trias (erste Dinosaurier)
bis vor 251 Millionen Jahren	Erdaltertum	Perm Karbon (erste Reptilien) Devon (erste Amphibien) Silur (erste Haie) Ordovizium Kambrium
bis vor 542 Millionen Jahren	»Präkambrium«	
vor 4,6 Milliarden Jahren	Entstehung der Erde	

2. Buchstaben-Rechteck

Finden Sie die 12 im Buchstaben-Rechteck versteckten Flüsse der Erde waagrecht und senkrecht, vorwärts und rückwärts, aufwärts und abwärts heraus?

J	W	Q	Y	X	C	V	B	N	M	X	C	M
A	V	Q	D	B	G	T	Q	B	H	L	L	I
N	B	A	F	N	A	M	A	Z	O	N	A	S
G	B	M	G	Ü	N	R	A	T	J	Z	I	S
T	N	E	H	Ö	G	W	D	F	K	U	K	I
S	M	K	J	Ä	E	U	P	H	R	A	T	S
E	N	O	K	W	S	Q	X	T	Q	Ü	U	S
K	O	N	G	O	M	Z	C	R	Y	A	H	I
I	Ä	G	K	L	N	T	V	S	X	N	B	P
A	Ü	Ö	L	G	K	G	Y	U	K	O	N	P
N	I	L	L	A	L	F	C	S	U	D	N	I
G	Ü	X	C	V	B	Y	X	S	Q	W	E	R

3. Gedächtnis (zu 1. Merkaufgabe)

Bringen Sie nun die folgenden Begriffe in die richtige Reihenfolge, indem Sie Zahlen von 1 bis 4 davor schreiben (wobei 1 am ältesten ist):

a) ___ Erdaltertum ___ Präkambrium ___ Erdneuzeit ___ Erdmittelalter

b) ___ Silur ___ Perm ___ Ordovizium ___ Dcvon

c) ___ Neogen ___ Jura ___ Trias ___ Kreide

d) ___ Kreide ___ Karbon ___ Paläogen ___ Kambrium

e) ___ Vögel ___ Haie ___ Amphibien ___ Reptilien

4. Stimmt – Stimmt nicht

Bitte streichen Sie im folgenden Text alle Aussagen durch, die falsch sind:

Gernot hat vor einigen Tagen ein Forschungsstipendium für die Untersuchung von Jean Vernes »Reise zum Mittelpunkt der Erde« erhalten. Nun reist er nach Paris, um sich dort mit Vivienne, einer Geologin, zu treffen. Gernot hatte Vivienne bei einem Kongress zum Thema »Warum im Mittelpunkt der Erde heißere Temperaturen herrschen als auf der Oberfläche der Sonne« kennen gelernt. Sie hatte ihm versprochen, ihm bei seiner Forschung behilflich zu sein, sollte er das Stipendium bekommen. Nun deutet einiges darauf hin, dass sich Vivienne in Gernot verliebt hat, denn sobald sie miteinander an Vernes Buch zu arbeiten beginnen, stellt sie ihn mit neckischen Behauptungen auf die Probe.
Gernot ist Literaturwissenschaftler und Hobbygeologe. So fällt es ihm nicht schwer, auf ihre erste Behauptung passend zu reagieren, als sie meint, der Erddurchmesser betrage etwa 12 700 Kilometer. Auch als sie meint, die Erde habe eine Masse von etwa 6 000 000 000 000 000 000 000 000 Kilogramm, ist er noch nicht überfordert. Und den dritten Test besteht Gernot ebenfalls. Er weiß, ob der Erdkern aus Kupfer und Nickel besteht. Vivienne lächelt ihn verführerisch an. »Da werde ich dich wohl noch ein wenig mehr aus der Reserve locken müssen«, meint sie und stellt die Behauptung auf, dass die Erdatmosphäre zu 77 % aus Stickstoff bestehe und dass 91 % der Erdoberfläche von Wasser bedeckt seien. »Was passiert eigentlich«, möchte nun Gregor von ihr wissen, »wenn ich dir auf den Leim gehe und eine falsche Aussage für richtig halte?« Vivienne zieht lächelnd die Augenbrauen hoch: »Das zeige ich dir, wenn es so weit ist!« Sie beginnt, ihm von einer Forschungsreise zu erzählen, die sie vor ein paar Monaten in die Sahara geführt habe. Dort, etwa auf der Höhe des Äquators, seien sehr interessante Bodenfunde gemacht worden.

Diese würden jedoch nichts damit zu tun haben, dass der Erdumfang beim Äquator 40 076 592 Kilometer betrage. Ihr nächstes Projekt, fährt sie verschmitzt fort, sei noch etwas ungewöhnlicher und fast als eine private Leidenschaft zu bezeichnen. Sie habe geplant, die erste Erdumsegelung mit einem eigens für sie umgebauten Katamaran auf der gleichen Route wie damals Vasco da Gama zu wiederholen. »Die Sonne braucht 365,256 Tage, um die Erde zu umkreisen«, erklärt sie dem verblüfften Gernot, »und ich werde die Erdumsegelung in 80 Tagen schaffen.« Wie Phileas Fogg mit seinem Diener Pasodoble in einem anderen Roman von Verne, fügt sie schelmisch hinzu. Aber nun wildert sie ganz eindeutig in des Literaturwissenschaftlers Gefilden. Jetzt ergreift Gernot die Initiative. Und was dann geschieht, das ist eine ganz andere Geschichte.

5. Zum (Um)Rechnen

a) Wie viele km^2 und m^2 sind 2 672 827 m^2?

____

b) Zwei Abenteurer durchqueren Australien. Einer der beiden fährt von Westen nach Osten mit einem Jeep, der durchschnittlich 70 km/h schafft. Der andere benutzt von Osten nach Westen ein Motorrad, das durchschnittlich 60 km/h schnell ist. Beide fahren jeweils nur 4 Stunden pro Tag, weil sie sich auch die Gegend genauer ansehen möchten.
Nach wie vielen Tagen treffen die beiden aufeinander, wenn sie eine Strecke von insgesamt 3640 km zu bewältigen haben?

____

6. Worte finden

Finden Sie mindestens 10 Worte, welche das Wort **ERDE** *enthalten. Verwenden Sie die dabei gefundenen Worte in zusammengesetzten Hauptworten nur einmal (z. B. nicht Pferdekutsche, Pferdefuhrwerk, Pferdehändler …)*

____

____

____

(Zum Beispiel: Beschwerde, Erdenrund, erdenklich, …)

7. Allgemeinbildung

Notieren Sie zu (möglichst) jedem Buchstaben des Alphabets ein Land der Erde, dessen Name mit diesem Buchstaben beginnt, und ergänzen Sie dazu die jeweilige Hauptstadt:

A rgentinien	Buenos Aires	N	
B		O	
C		P	
D		Q	
E		R	
F		S	
G		T	
H		U	
I		V	
J		W	
K		X	
L		Y	
M		Z	

8. Anfangswörter

Welches Wort fehlt links, damit sich 4 sinnvolle zusammengesetzte Hauptworte ergeben?

Beispiel: ______ *(Lösung: Wasser)*	*Fall*	*Schloss*	*Tropfen*	*Sport*
______	Öl	Beere	Kruste	Beben
______	Fang	Hose	Richtung	Schatten
______	Werk	Schuh	Kristall	Führer
______	Karte	Schaft	Vermesser	Wirt
______	Enge	Salz	Busen	Jungfrau
______	Lage	Bericht	Leuchten	Umschwung

9. Zum Nachdenken

Ein exzentrischer Millionär lässt sich eine Villa bauen. Er stellt dem Architekten allerdings eine Bedingung: Er möchte von der Villa aus 1 Kilometer nach Süden, danach 1 Kilometer nach Westen gehen können und nach einem weiteren Kilometer, den er nach Norden geht, genau wieder seine Villa erreichen. Wohin muss der Architekt das Haus bauen?

10. Kreativität

a) *Bilden Sie pro Zeile einen Satz aus mindestens 5 Worten, die jeweils alle mit dem links stehenden Buchstaben beginnen:*

E ______________________________

R ______________________________

D ______________________________

b) *Bilden Sie einen Satz aus mindestens 7 Worten, in denen kein* **E** *vorkommt:*

____

11. Analogien finden

Welches der 4 zur Auswahl stehenden Worte beendet den Satz richtig?

A. Afrika verhält sich zu »Kap der guten Hoffnung« wie Südamerika zu
a) Kap Hoorn b) Nordkap c) Südostkap d) Kap Verde

B. »Der Landvermesser« ist für Franz Kafka wie »In 80 Tagen um die Welt« für
a) Jules Verne b) Wilhelm Neckermann
c) Dante Alighieri d) Douglas Adams

C. Mittelamerika verhält sich zu Panamakanal wie Nordafrika zu
a) Canaletto b) Suezkanal
c) Canale Grande d) Straße von Gibraltar

D. Schiff verhält sich zu Matrose wie Bergwerk zu
a) Bergsteiger b) Werkmeister
c) Maurer d) Kumpel

E. Pluto verhält sich zu Charon wie Erde zu
a) Sonne b) Venus c) Neptun d) Mond

F ERDE verhält sich zu FSEF wie MOND zu
a) LMOE b) NMEO c) NPOE d) LNMC

Lösungen

2. Buchstaben-Rechteck

J	W	Q	Y	X	C	V	B	N	M	X	C	**M**
A	V	Q	D	B	**G**	T	Q	B	H	L	L	**I**
N	B	A	F	N	**A**	**M**	**A**	**Z**	**O**	**N**	**A**	**S**
G	B	**M**	G	Ü	**N**	R	A	T	J	Z	I	**S**
T	N	**E**	H	Ö	**G**	W	D	F	K	U	K	**I**
S	M	**K**	J	Ä	**E**	**U**	**P**	**H**	**R**	**A**	**T**	**S**
E	N	**O**	K	**W**	**S**	Q	X	T	Q	Ü	U	**S**
K	**O**	**N**	**G**	**O**	M	Z	C	R	Y	A	H	**I**
I	Ä	**G**	K	**L**	N	T	V	S	X	**N**	B	**P**
A	Ü	Ö	L	**G**	K	G	**Y**	**U**	**K**	**O**	**N**	**P**
N	**I**	**L**	L	**A**	L	F	C	**S**	**U**	**D**	**N**	**I**
G	Ü	X	C	V	B	Y	X	S	Q	W	E	R

3. Gedächtnis

a) 2 Erdaltertum, 1 Präkambrium, 4 Erdneuzeit, 3 Erdmittelalter.
b) 2 Silur, 4 Perm, 1 Ordovizium, 3 Devon.
c) 4 Neogen, 2 Jura, 1 Trias, 3 Kreide.
d) 3 Kreide, 2 Karbon, 4 Paläogen, 1 Kambrium.
e) 4 Vögel, 1 Haie, 2 Amphibien, 3 Reptilien.

4. Stimmt – Stimmt nicht

Das Buch »Reise zum Mittelpunkt der Erde« stammt nicht von Jean, sondern von Jules Verne. Der Erdkern besteht nicht aus Kupfer und Nickel, sondern aus Eisen und Nickel. Nicht 91 %, sondern 71 % der Erdoberfläche sind von Wasser bedeckt. Die Sahara liegt etwa am Nördlichen Wendekreis, nicht aber am Äquator. Die erste Erdumsegelung gelang nicht Vasco da Gama, sondern Fernão de Magalhães. Nicht die Sonne braucht 365,256 Tage, um die Erde zu umkreisen, sondern umgekehrt. In Jules Vernes Roman »In 80 Tagen um die Welt« benutzt Phileas Fogg nicht nur Wasserwege und sein Diener heißt nicht Pasodoble, sondern Passepartout.

5. Zum (Um)Rechnen

a) 2 km^2 und 672 827 m^2. b) 7 Tage.

6. Worte finden

Weitere Lösungen sind z. B.: verdecken, verdenken, Torferde, Herde, werden, erden, überdehnen, verdeutlichen, Verderben, Blumenerde, Querdenker, Zimmerdecke, Oberdeck, Schülerdemonstration, Lagerdenken, Winterdepression, Sonderdezernat, außerdem, …

7. Allgemeinbildung
Beispielhafte Lösungen:

A rgentinien	Buenos Aires	N orwegen	Oslo
B rasilien	Brasilia	O man	Maskat
C hile	Santiago de Chile	P ortugal	Lissabon
D änemark	Kopenhagen	Q	
E stland	Tallinn	R ussland	Moskau
F rankreich	Paris	S panien	Madrid
G riechenland	Athen	T ürkei	Ankara
H onduras	Tegucigalpa	U ruguay	Montevideo
I ndien	Neu Delhi	V enezuela	Caracas
J apan	Tokio	W eißrussland	Minsk
K anada	Ottawa	X	
L ibyen	Tripolis	Y	
M exiko	Mexiko Stadt	Z ypern	Nikosia

8. Anfangswörter
Erd, Wind, Regen, Berg, Land, Meer, Wetter.

9. Zum Nachdenken
Auf den Nordpol.

11. Analogien finden
A. Kap Hoorn. B. Jules Verne (Autor von »In 80 Tagen um die Welt«). C. Suezkanal. D. Kumpel. E. Mond (Charon heißt der natürliche Satellit, der den Pluto umkreist). F. NPOE (jeweils der nächste Buchstabe im Alphabet).

Profi-Tipp: Schlafen

»Unmittelbar vor einem Wettkampf«, berichtet der mehrfache Gedächtnisweltmeister Dominic O'Brian, »ist es mir wichtig, dass ich gut schlafe.« O'Brian weiß, dass ein gut ausgeruhtes Gehirn viel leistungsfähiger ist als ein unausgeschlafenes. Während wir schlafen, verarbeitet, verändert und speichert unser Gehirn Informationen. Französische Forscher haben herausgefunden, dass gerade in Phasen des sogenannten »paradoxen« Schlafs (auch REM-Schlaf genannt) die Festigung der Gedächtnisinhalte stattfindet. Diese Phasen dauern nur etwa 20 Minuten und treten beim Menschen alle 90 Minuten auf. Währenddessen sind die Sinne praktisch »abgeschalten« und das Gehirn daher von der Außenwelt so gut wie abgeschottet. Die Wissenschaftler nehmen an, dass dann die Informationen im Gehirn verankert werden. Andere Forscher weisen auch anderen Schlafphasen eine große Bedeutung für die Festigung von Lerninhalten zu. Es ist wahrscheinlich, dass der Hippocampus (eine für das Gedächtnis unentbehrliche Hirnstruktur) tagsüber als kurzfristiger Informationsspeicher dient, der dann nachts – über mehrere Schlafphasen hinweg – weitgehend ungestört von Außeneinflüssen jenen Bereichen der Gehirnrinde Lernsignale liefert, in denen die Informationen endgültig konsolidiert werden.

Fest steht, dass Schlafentzug (experimentell nachgewiesen) zu einer starken Verschlechterung der Speicherleistung des Gehirns führt. Das Gehirn braucht die Zeit des Schlafs, um die im Laufe eines Tages gesammelten Eindrücke sortieren und einordnen zu können. Achten Sie deshalb darauf, ausreichend (aber nicht übermäßig) zu schlafen, und gestalten Sie sich die Schlafumstände so, dass Sie gut schlafen können (z. B. bei einer etwas kühleren Temperatur in einem vorher gut gelüfteten Raum, in Ruhe, auf einer guten Matratze).

- Wenn es Ihnen schwer fällt ein- oder durchzuschlafen, dann können Entspannungsübungen wie Autogenes Training oder Jacobson-Muskelentspannung hilfreiche Unterstützung bieten. Kurse dafür werden in vielen Volkshochschulen angeboten.
- Schwierigere Schlafprobleme können ein Ausdruck besonders belastender Lebensumstände oder persönlicher Krisen sein und sind mit psychologischer Unterstützung gut in den Griff zu bekommen. Bei schweren Schlafstörungen wenden Sie sich bitte an einen Arzt Ihres Vertrauens.

5. Reptilien

1. Merkaufgabe

Prägen Sie sich die Schlangen und ihren Preis gut ein:

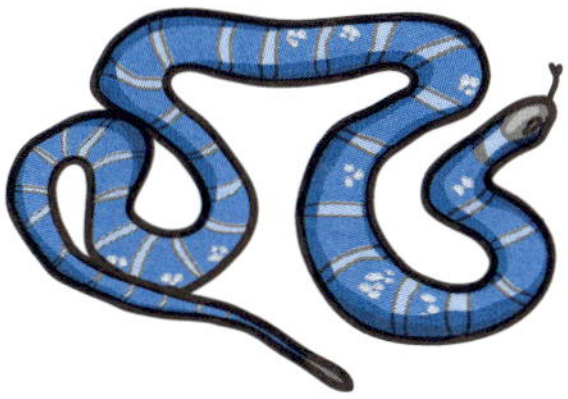

583 Euro

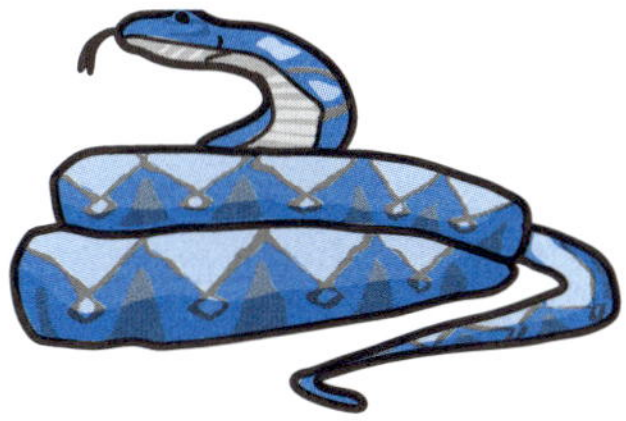

137 Euro

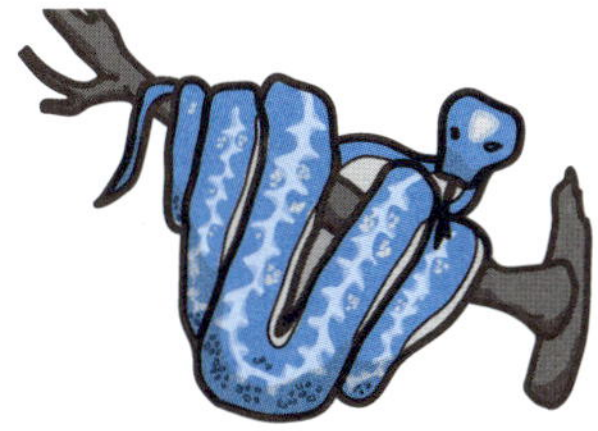

224 Euro

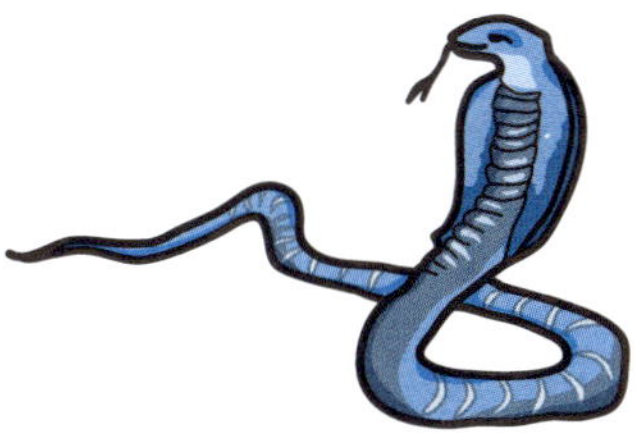

419 Euro

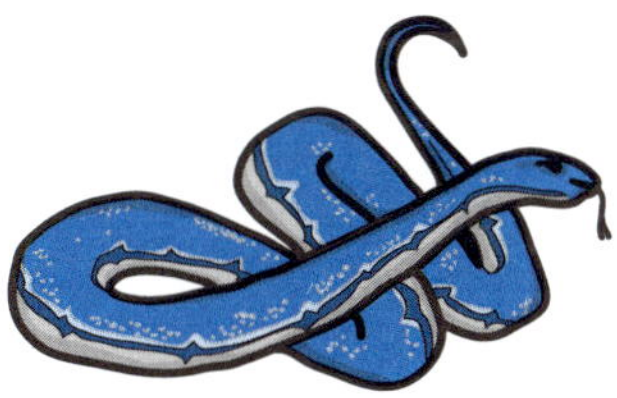

348 Euro

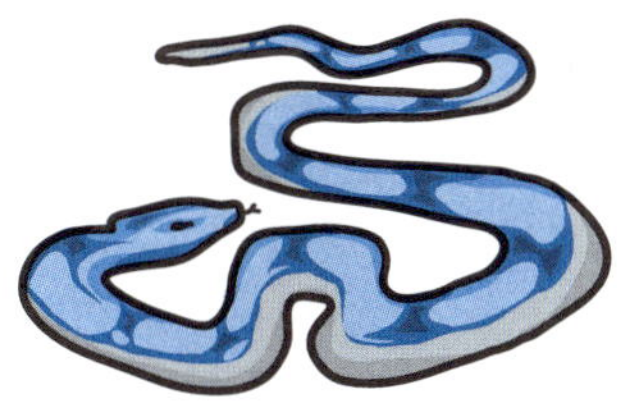

602 Euro

2. Zum Nachdenken

John Ngoma wird im Regenwald von einer Schlange gebissen, deren Gift ihn innerhalb von 4 Stunden tötet, wenn ihm kein Gegengift verabreicht wird. Es gibt in einiger Entfernung 3 Orte, wo Gegengift aufbewahrt wird:

a) Ort A ist 9 km entfernt, wovon 2 km auf einen Hügel hinauf und 2 km wieder hinunter führen.

b) Ort B liegt ebenfalls 9 km entfernt, wovon 4 km mit einem Boot zurückzulegen sind.

c) Ort C befindet sich in 7 km Entfernung, von denen 2 km Sumpfgebiet sind.

John Ngoma schafft durch den Regenwald eine Geschwindigkeit von 2 km/h, 1 km/h einen Hügel hinauf und 4 km/h einen Hügel hinunter, mit dem Boot 4 km/h und durch Sumpfgebiet 1 km/h.

Für welchen Ort sollte er sich entscheiden, um zu überleben?

____

3. Wortschlange

Ergänzen Sie die fehlenden Worte in den 3 Wortschlangen, sodass dann jeweils zwei aufeinander folgende Worte ein sinnvolles zusammengesetztes Hauptwort ergeben:

a) SCHILD ______ EI ______ BLUMEN ______ SCHLUSS
b) GEGEN ______ SCHLANGEN ______ GÜRTEL
c) KLAPPER ______ GIFT ______ STEIN ______ TEIL

4. Gedächtnis (zu 1. Merkaufgabe)

Ergänzen Sie nun die Preise der Schlangen:

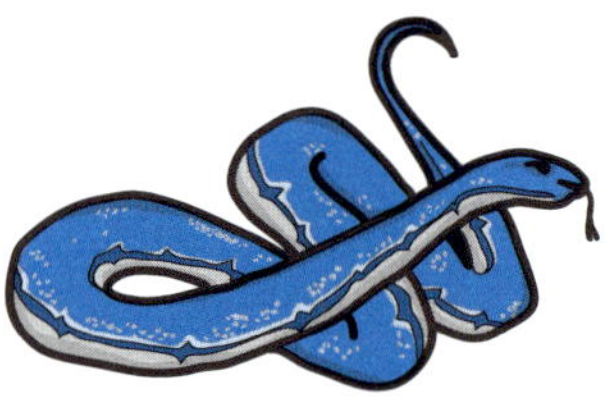
______

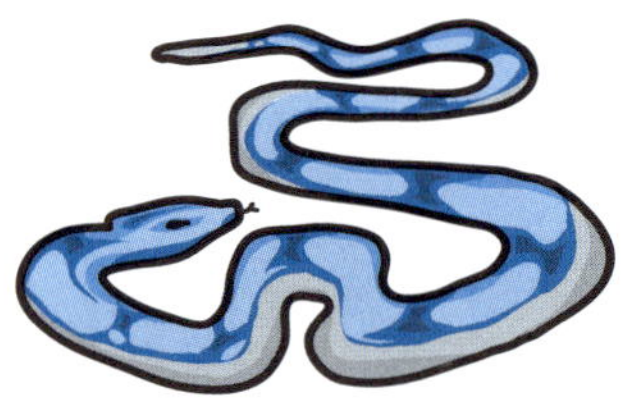
______

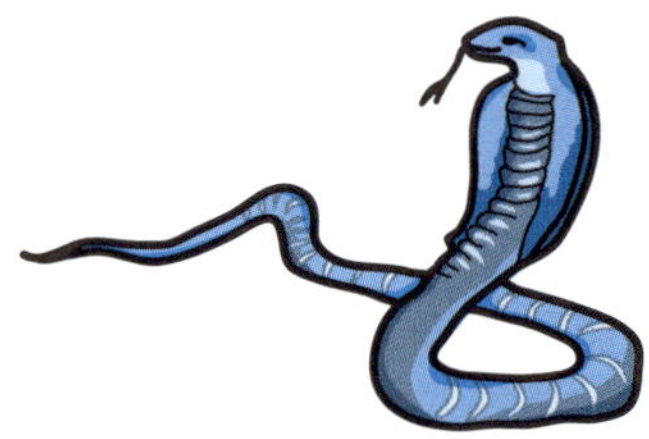
______

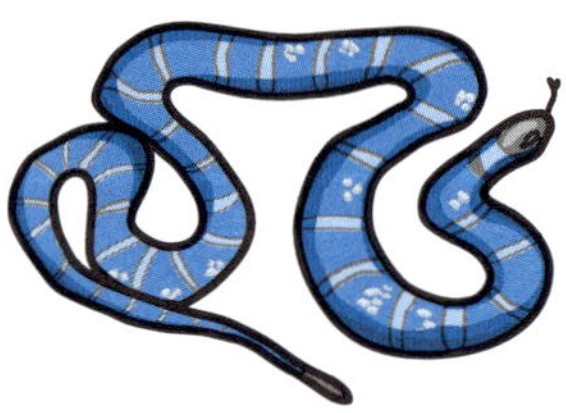
______

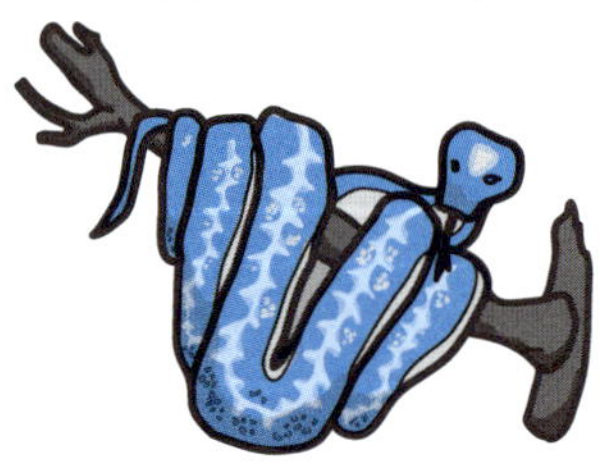
______

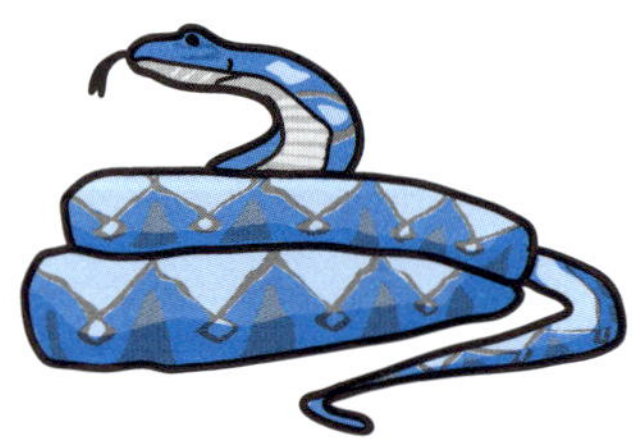
______

5. Worte zusammensetzen

In der ersten Spalte befindet sich der erste, in der zweiten Spalte der zweite und in der dritten Spalte der dritte Teil des Wortes. Verbinden Sie die zusammenpassenden Teile mit Strichen:

Blin	dec	ge
Kro	ama	öte
Schi	ko	eon
Sal	mäl	dil
Cha	ldkr	hse
Schl	dschl	nder
Ei	an	eiche

6. Logisches Denken

Welche Zahl passt an die Stelle des Fragezeichens?

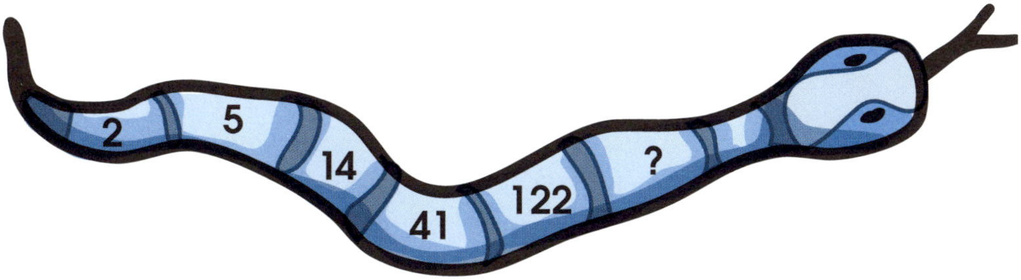

7. Worte finden

Bilden Sie mindestens 10 Verben (im Infinitiv) mit den Buchstaben des Wortes
F E U E R S A L A M A N D E R:

____

____

____

____

(Zum Beispiel: reden, malen …)

8. Stimmt – Stimmt nicht

Sind diese Aussagen richtig oder nicht?

a) »Reptilien« bedeutet »Kriechtiere«.
☐ Stimmt ☐ Stimmt nicht

b) Reptilien atmen durch Kiemen.
☐ Stimmt ☐ Stimmt nicht

c) Entwicklungsgeschichtlich stammen die Reptilien und die Vögel von lurchartigen Landwirbeltieren ab.
☐ Stimmt ☐ Stimmt nicht

d) Es gibt rund 70 Schildkrötenarten auf der Erde.
☐ Stimmt ☐ Stimmt nicht

e) Die ersten Reptilien traten vor etwa 100 Millionen Jahren auf.
☐ Stimmt ☐ Stimmt nicht

f) Blindschleichen gehören zu den Nacktschlangen.
☐ Stimmt ☐ Stimmt nicht

g) Chamäleons gehören zu den Echsen.
☐ Stimmt ☐ Stimmt nicht

h) Schlangen sind Wirbeltiere.
☐ Stimmt ☐ Stimmt nicht

9. Kreativität

Wie Sie an der Form ihrer Körper ersehen können, haben die 3 Riesenschlangen einiges gefressen. Zeichnen sie in die Umrisse Gegenstände ein, die sich in den Schlangen befinden könnten:

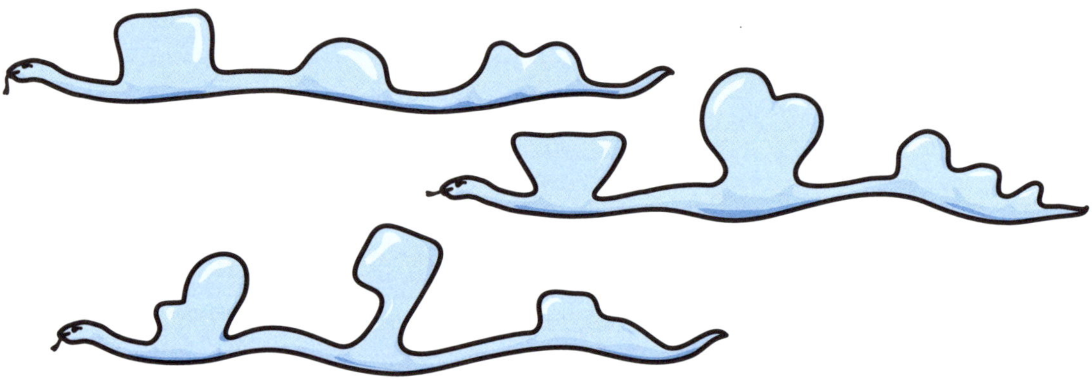

10. Konzentration

Finden Sie die **VIPER***, die sich waagrecht, senkrecht oder diagonal im Buchstabenwirrwarr versteckt hat? Die Buchstaben des Wortes* **VIPER** *liegen in der richtigen Reihenfolge auf einer geraden Linie:*

V	I	P	R	E	V	E	R	I	P	E	V	R
E	V	R	E	R	R	V	V	V	R	V	E	E
P	R	I	V	I	E	I	P	P	I	R	I	R
I	R	E	P	V	I	P	E	E	P	P	E	R
V	R	I	P	R	E	V	I	V	E	P	R	I
I	E	V	R	P	I	E	I	E	V	I	V	V
P	P	P	I	E	V	P	R	R	V	I	P	E
I	I	V	P	R	R	I	E	I	E	V	V	P
V	I	P	V	R	R	E	P	V	E	I	E	R
I	V	I	V	I	V	R	E	I	P	P	I	I
P	E	V	I	R	R	E	P	E	I	P	P	V
E	V	I	R	V	P	E	R	I	V	R	R	E

11. Gedächtnis (zu 1. Merkaufgabe)

Wie viel Euro gibt ein Händler insgesamt aus, der von jeder Schlange ein Exemplar kauft?

____

12. Zum Nachdenken

Welche Zahlen fehlen?

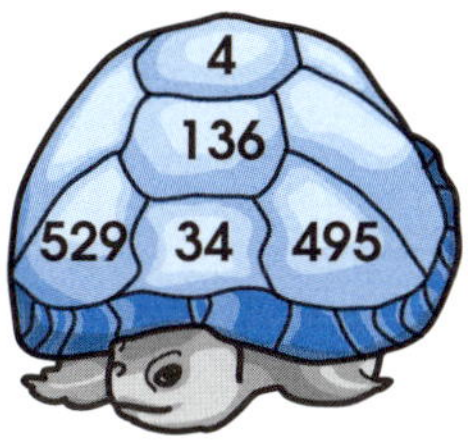

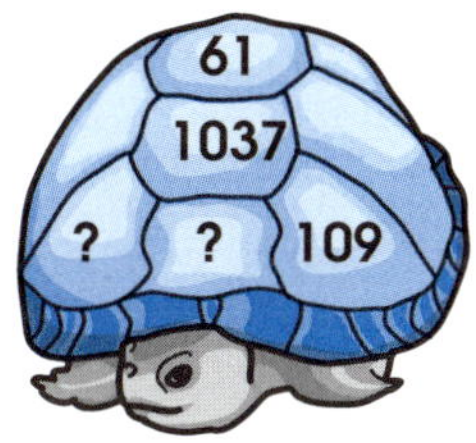

13. Wissen

Kreuzen Sie die richtige Antwort an:

a) Das Leistenkrokodil ist das größte lebende Reptil. Wie lang kann es werden?
☐ 7 Meter ☐ 10 Meter ☐ 12 Meter ☐ 15 Meter

b) Riesenschlangen werden in mehrere Arten unterteilt. Welche gehört nicht dazu?
☐ Boas ☐ Spitzkopf-Pythons
☐ Bolyer-Schlangen ☐ Mambas

c) Wo leben Warane nicht mehr?
☐ Afrika ☐ Australien ☐ Südostasien ☐ Südamerika

d) Welches dieser Tiere ist kein Krokodil?
☐ Gangesgavial ☐ Mississippi-Alligator
☐ Krokodilkaiman ☐ Dornschwanzagame

e) Welches ist die artenreichste Familie der Schlangen?
☐ Nattern ☐ Blindschlangen
☐ Riesenschlangen ☐ Vipern

f) Reptilien sind wechselwarm. Das heißt, …
☐ … sie können ihre Körpertemperatur nicht selbständig erhöhen
☐ … sie regulieren ihre Körpertemperatur zwischen 20 und 40 Grad Celsius hin und her
☐ … sie leben im Sommer in kühlen, im Winter in warmen Gebieten
☐ … sie wechseln bei Wärme die Farbe

g) Was ist ein Reptilienfonds?
- ein Fonds zur Erhaltung bedrohter Reptilienarten
- ein Fonds, dessen Zweck je nach wirtschaftlicher Lage wechselt
- eine Stiftung von Terrarienherstellern
- ein der öffentlichen Kontrolle entzogener politischer Geheimfonds

h) Wie wird die Lehre von den Amphibien und Reptilien genannt?
- Terraristik
- Herpetologie
- Squamatologie
- Reptologie

i) Auf welchem Kontinent gibt es keine Schildkröten?
- Australien
- Asien
- Antarktis
- Amerika

j) Wovon ernähren sich Chamäleons?
- Würmer
- Rinde
- Pflanzen
- Insekten

Lösungen

2. Zum Nachdenken
Ort A: 2,5 + 2 + 0,5 = 5 Stunden.
Ort B: 1 + 2,5 = 3,5 Stunden.
Ort C: 2 + 2,5 = 4,5 Stunden.

3. Zwischenwörter
a) Schild-KRÖTEN, KRÖTEN-Ei, Ei-DOTTER, DOTTER-Blumen, Blumen-LADEN, LADEN-Schluss.
b) Gegen-GIFT, GIFT-Schlangen, Schlangen-LEDER, LEDER-Gürtel.
c) Klapper-SCHLANGEN, SCHLANGEN-Gift, Gift-ZAHN, ZAHN-Stein, Stein-BRUCH, BRUCH-Teil.

4. Gedächtnis
1. Zeile: 348, 602, 419. 2. Zeile: 583, 224, 137.

5. Worte zusammensetzen
Blin-dschl-eiche, Kro-ko-dil, Schi-ldkr-öte, Sal-ama-nder, Cha-mäl-eon, Schl-an-ge, Ei-dec-hse.

6. Logisches Denken
Von links nach rechts wird die Zahl um 3, 3 x 3, 3 x 3 x 3, 3 x 3 x 3 x 3 erhöht, d. h. es folgt die Zahl 365. Eine andere Rechenvariante ist: Eine Zahl mal 3 minus 1 ergibt die nächste Zahl.

7. Worte finden
Weitere Lösungen z. B.: feuern, rufen, erden, erfreuen, landen, laufen, saufen, maulen, dräuen, mäandern, leeren, enden, lausen, düsen, lauern, mauern, dauern, runden, …

8. Stimmt – Stimmt nicht

a) Stimmt. b) Stimmt nicht (sondern Lungen). c) Stimmt. d) Stimmt nicht (Es gibt rund 250 Schildkrötenarten auf der Erde, davon sieben Meeresschildkröten.). e) Stimmt nicht (Die ersten Reptilien traten im frühen Perm vor etwa 300 Millionen Jahren auf.). f) Stimmt nicht (sondern zu den Eidechsen). g) Stimmt. h) Stimmt.

10. Konzentration

V	I	P	R	E	V	E	R	I	P	E	V	R
E	V	R	E	R	R	V	V	V	R	V	E	E
P	R	I	V	I	E	I	P	P	I	R	I	R
I	R	E	P	V	I	P	E	E	P	P	E	R
V	R	I	P	R	E	V	I	V	E	P	R	I
I	E	V	R	P	I	E	I	E	V	I	V	V
P	P	P	I	E	V	P	R	R	V	I	P	E
I	I	V	P	R	R	I	E	I	E	V	**V**	P
V	I	P	V	R	R	E	P	V	E	**I**	E	R
I	V	I	V	I	V	R	E	I	**P**	P	I	I
P	E	V	I	R	R	E	P	**E**	I	P	P	V
E	V	I	R	V	P	E	**R**	I	V	R	R	E

11. Gedächtnis

2313 Euro.

12. Zum Nachdenken

Linke Schildkröte: 136 : 4 = 34; 495 + 34 = 529.
Rechte Schildkröte: 1037 : 61 = 17; 17 + 109 = 126.

13. Wissen

a) 10 Meter.
b) Mambas.
c) In Südamerika.
d) Dornschwanzagame. Agamen bilden eine Familie innerhalb der Unterordnung der Echsen. Krokodile sind eine weitere Ordnung innerhalb der Klasse der Reptilien.
e) Nattern (mit über 1500 Arten).
f) … sie können ihre Körpertemperatur nicht selbständig erhöhen.
g) Ein der öffentlichen Kontrolle entzogener politischer Geheimfonds. Angeblich stammt dieser Begriff von Otto von Bismarck, der nach dem Deutsch-Österreichischen Krieg beschlagnahmtes Privatvermögen nutzte, um sich eine positive Presse und die Zustimmung Ludwigs II. zum Krieg gegen Frankreich und zur Gründung des neuen Deutschen Reiches zu erkaufen.
h) Herpetologie.
i) Antarktis.
j) Insekten.

Profi-Tipp: Überforderung und Unterforderung

Beispiel 1: Max, 17 Jahre alt und knapp davor, eine Klasse wiederholen zu müssen, beschließt, nicht aufzugeben und Tag und Nacht zu lernen, um die entscheidenden Prüfungen doch noch zu schaffen. Schon nach wenigen Tagen scheint ihn sein Gedächtnis im Stich zu lassen.

Beispiel 2: Frau Knapp, 71 Jahre alt und einsam, vertreibt sich die Zeit mit Fernsehen und dem Lesen von Illustrierten. Ihr fortwährend gleicher Alltag langweilt sie. Sie bemerkt, dass sie sich wichtige Informationen nicht mehr merkt und ist beunruhigt. Während Max auf dringend nötige Pausen verzichtet, scheint Frau Knapp in einer ständigen Pause zu leben. Beides ist der Leistungsfähigkeit des Gehirns abträglich.

Ein übervoller Terminkalender, zu viele schwierige Aufgaben in zu kurzer Zeit, Mehrfachbelastungen durch Beruf und Familienleben und der Mangel an Ausgleich und Entspannungsphasen, all das, häufig umschrieben mit dem Begriff »Stress«, kann das Gehirn überfordern. Im Gegensatz dazu kann ein zu passiver Lebensstil (z. B. durch die Gleichsetzung von »Ruhestand« mit Untätigkeit), konsumorientiert, TV-zentriert und bewegungsarm, verbunden mit Gefühlen der Langeweile und Öde, das Gehirn unterfordern und dadurch schwächen.

Das können Sie gegen Überforderung tun:

- Planen Sie Termine maßvoll.
- Sagen Sie »Nein«, wenn Ihre Umwelt zu viel fordert.
- Setzen Sie gezielte Pausen (siehe Seite 84).
- Erledigen Sie Unerledigtes (klären Sie z. B. schwelende Konflikte), statt es »im Hinterkopf« ständig mit sich herumzutragen.
- Setzen Sie sich realistische Ziele und teilen Sie den Weg dorthin in überschaubare Schritte ein.

Gegen Unterforderung hilft:

- Sorgen Sie für Abwechslung in Ihrem Leben.
- Beginnen Sie mit Aktivitäten, die Sie herausfordern.
- Bringen Sie Ihr Gehirn durch Neurobics-Aufgaben (siehe Seite 180) zum Arbeiten.
- Nutzen Sie soziale Kontakte, um sich durch gemeinsame Aktivitäten und Gespräche anregen zu lassen.

Für beide Fälle gilt: Sie haben es selbst in der Hand, Ihr Leben so zu gestalten, dass eine passende Balance zwischen Aktivierung und Ruhe entsteht, in der Ihr Gehirn gut funktionieren kann.

6. Steine

Dieses Training unterscheidet sich von den bisherigen 5 wie ein Foto-Negativ vom Foto-Positiv. Die Lösungen der Aufgaben sind vorgegeben, aber wie lauten die passenden Aufgaben oder Begründungen? Vermutlich wird es hierbei manchmal mehrere Varianten geben.
Ich wünsche Ihnen viel Vergnügen bei einem »umgestülpten« Training!

1. Zwischenbuchstaben

Welche Buchstaben können Sie links und rechts einsetzen, damit sich je 2 sinnvolle Hauptworte ergeben? (Die Anzahl der Punkte stimmt mit der Anzahl der Buchstaben überein.)

Beispiel: . . . *MA* . . . *(mögliche Lösungen: DRA und NIE)*

. . .	MANT	. .	. .	BIN	. . .
. . .	AT	. .	. . .	AS	. . . .
. . .	HIR	. .	. . .	NAT	. .
. .	AL	. . .	. .	DE	. . .

2. Zum Nachdenken

In einer Tropfsteinhöhle beginnt das Wachstum eines Stalaktiten und genau darunter eines Stalagmiten. Der Boden der Höhle ist hier von der Decke genau ____________ Meter entfernt. Wie lange dauert es, bis die Spitzen des Stalagmiten und des Stalaktiten einander treffen, wenn ersterer 2 Millimeter pro Jahr und letzterer 1 Millimeter pro Jahr wächst?
Antwort: Es dauert 1000 Jahre.

3. Worte finden

Mit den Buchstaben welchen Hauptwortes (das mit Steinen zusammenhängt) wurden die folgenden Worte gebildet?

a) List, Distel, Lied, Seele, Eid, Leid, Neid, Tee, Ente

Antwort: ____

b) genug, nie, seit, nein, eisig

Antwort: ____

c) stellen, legen, neigen, sagen, tagen, stillen, nisten

Antwort: ____

4. Stimmt – Stimmt nicht

Ergänzen Sie die Aussage so, dass die Antwort stimmt:

a) Wasser ver________________________ nicht.
✓ Stimmt ☐ Stimmt nicht

b) Das Wort »Marmor« stammt aus dem ________________________.
☐ Stimmt ✓ Stimmt nicht

c) Der berühmte griechische Redner ________________________ hatte eine Sprachstörung, die er überwand, indem er mit Kieselsteinen im Mund übte.
✓ Stimmt ☐ Stimmt nicht

d) Glas besteht aus ________________________ stein.
☐ Stimmt ✓ Stimmt nicht

e) ________________________ hat die gleiche chemische Zusammensetzung wie Graphit.
☐ Stimmt ✓ Stimmt nicht

f) Wenn ________________________ gelöscht wird, entsteht große Hitze.
✓ Stimmt ☐ Stimmt nicht

g) Der heilige ________________________ starb den Märtyrertod durch Steinigung.
☐ Stimmt ✓ Stimmt nicht

h) Der ________________________ ist ein Halbedelstein.
✓ Stimmt ☐ Stimmt nicht

5. Konzentration

Der Pyrit, der im Buchstaben-Bergwerk verborgen war, ist bereits entdeckt. Welche Regeln stecken hinter seiner Lage und Ausrichtung?

X	Q	P	M	K	F	G	W	A	L	P	B	V
C	P	Y	R	I	T	H	T	I	R	Y	P	C
P	D	R	N	L	V	T	T	D	K	Q	H	V
Y	T	I	P	Y	R	I	T	F	J	D	G	Y
R	Z	T	B	P	C	R	N	T	H	F	Z	P
I	P	D	T	I	R	Y	P	I	G	H	H	Y
T	L	G	V	Z	Y	P	B	R	X	T	U	R
G	K	H	X	T	Q	T	P	Y	R	I	T	I
H	J	S	Y	R	W	Z	X	P	Y	S	I	T
V	T	I	R	Y	P	Q	Y	G	T	Y	J	Q
Z	W	R	Y	B	N	P	I	O	L	Z	Q	C

6. Endwörter

Welche Worte können Sie links einsetzen, damit sich zusammen mit dem rechten Wort 4 sinnvolle zusammengesetzte Hauptworte ergeben?

Beispiel: ____________ ____________ ____________ ____________ *Baum*
(mögliche Lösungen: Apfel-, Obst-, Tannen-, Mai-)

a) ____________ ____________ ____________ ____________ Stein

b) ____________ ____________ ____________ ____________ Bruch

c) ____________ ____________ ____________ ____________ Werk

d) ____________ ____________ ____________ ____________ Bohrer

e) ____________ ____________ ____________ ____________ Zeit

f) ____________ ____________ ____________ ____________ Gut

g) ____________ ____________ ____________ ____________ Druck

h) ____________ ____________ ____________ ____________ Pilz

7. Wissen

Ergänzen Sie bitte die Frage:

a) Von wem stammt die Theorie der Verschiebung von Platten der ____________?
- ✓ Alfred Wegener
- ☐ Konrad Lorenz
- ☐ Albert Einstein
- ☐ Niels Bohr

b) In welchem österreichischen ____________ befindet sich das Steinerne Meer?
- ☐ Wien
- ☐ Tirol
- ✓ Salzburg
- ☐ Kärnten

c) Aus welchem ____________ wurde die ____________ in Gizeh erbaut?
- ☐ Tuffstein
- ✓ Sandstein
- ☐ Marmor
- ☐ Granit

d) Wie nennt man ____________ Lebewesen?
- ☐ Monolithen
- ☐ Obelisken
- ✓ Fossilien
- ☐ Relikte

e) Wie lautet der Fachausdruck für ____________?
- ✓ Lithografie
- ☐ Kalligrafie
- ☐ Grafik
- ☐ Petropression

f) Welcher ____________ besteht unter anderem aus Kalk, Ton und Mergel?
- ☐ Gips
- ✓ Zement
- ☐ Glaswolle
- ☐ Sand

g) Wer suchte nach dem »Stein der ______________________«?
- ☐ 3 Weisen aus dem Morgenland
- ✓ Alchimisten
- ☐ Peter Stein
- ☐ Goldgräber

h) In welchem italienischen Steinbruch wurde der ______________________ für Michelangelos Moses-Skulptur abgebaut?
- ☐ Volterra
- ☐ Ravenna
- ☐ Ferrara
- ✓ Carrara

i) Wie lautet der Fachausdruck für ______________________?
- ✓ Neolithikum
- ☐ Paläolithikum
- ☐ Mesolithikum
- ☐ Lithium

j) Welches ist kein ______________________?
- ☐ Pflaume
- ✓ Weintraube
- ☐ Pfirsich
- ☐ Aprikose

k) Wie hieß die deutsche Nonne, die im KZ ______________________ umgebracht und 1998 ______________________ gesprochen wurde?
- ☐ Gertrude Stein
- ✓ Edith Stein
- ☐ Wilma Stein
- ☐ Rosa Stein

8. Zum Rechnen

Gregor und seine Freunde sind leidenschaftliche Mineraliensucher. Im Jahr 2004 fanden sie durchschnittlich pro Tag 20 g Bergkristall, 35 g Rosenquarz, 101 g Amethyst, 12 g Jaspis, 44 g Rauchquarz und 63 g Granat.

Frage A: ____?

Antwort: 100 650 Gramm.

Frage B: ____?

Antwort: 11,458 Gramm.

9. Welches Wort passt nicht dazu?

Erklären Sie bitte, warum das unterstrichene Wort nicht dazu passt:

a) Michelangelo Renoir Moore Bernini

____

b) Mauna Loa Stromboli Vesuv Ätna

____

c) Smaragd Chrysopras Saphir Malachit

____

d) Achat Karneol Onyx Topas

____

e) Diamant Rubin Fulleren Graphit

____

10. Analogien finden

Setzen Sie ein passendes Wort ein, sodass die unterstrichene Lösung stimmt:

A. ______________________ verhält sich zu Vitamin C wie Granit zu
a) Feldspat b) Achat c) Gebirge d) Gneis

B. »Das Kalkwerk« ist für ______________________ wie »Bergkristall« für
a) Mann b) Musil c) Stifter d) Weinheber

C. Einstein verhält sich zu Relativität wie ______________________ zu
a) Elementarteilchen b) Olivia
c) Kant d) Gravitation

D. Steinschleuder verhält sich zu Goliath wie ______________________ zu
a) Jerusalem b) Jericho c) Bethlehem d) Damaskus

E. Kuh verhält sich zu ______________________ wie Stein zu
a) Willi b) Stall c) Gertrude d) Bohrer

F. ______________________ verhält sich zu Wasser wie Stein zu
a) Magma b) Berg c) Kiesel d) Vulkan

G. Autoreifen verhält sich zu ______________________ wie Bernstein zu
a) Bern b) Latex c) Ostsee d) Harz

11. Kreativität

Bei diesem Bilderrätsel sind die Lösungen, die zusammengesetzten Hauptworte, vorhanden, es fehlen aber die Bilder dazu. Bitte zeichnen Sie – so gut Sie können – die fehlenden Bilder:

\+ = Mondstein

\+ = Diamantbohrer

\+ = Bergkristall

\+ = Tigerauge

12. Gedächtnis

Welche Fragen, die sich auf die Aufgaben dieses Kapitels beziehen, passen zu den angegebenen Antworten?

a) Frage: ____?
Antwort: Thomas Bernhard.

b) Frage: ____?
Antwort: Bis die Spitzen des Stalagmiten und des Stalaktiten einander treffen.

c) Frage: ____?
Antwort: Der Mauna Loa.

d) Frage: ____?
Antwort: 1998.

e) Frage: ____?
Antwort: Moses.

Lösungen

1. Zwischenbuchstaben
Mögliche Lösungen sind zum Beispiel: Dia-MANT-el, Ach-AT-em, Sap-HIR-se, Op-AL-ter, Ru-BIN-sen, Top-AS-best, Gra-NAT-ur, Ja-DE-mut.

2. Zum Nachdenken
3.

3. Worte finden
a) Edelstein, b) Steinigung, c) Gallenstein.

4. Stimmt – Stimmt nicht
Mögliche Lösungen sind zum Beispiel:
a) steinert. b) Alles außer »Griechischen«. c) Demosthenes (brüllte angeblich mit Kieselsteinen im Mund gegen die Brandung des Meeres an). d) Bern, Bims, … (sondern ca. 70 Anteile Quarzsand, 13 Anteile Soda und 10 Anteile Kalk; ferner geringe Anteile an Dolomit, Feldspat, Pottasche sowie verschiedene Metalloxide bzw. Metallsalze zur Färbung des Glases). e) Rubin, Saphir, … (alles außer Graphit und Fulleren). f) Kalk. g) Petrus, Paulus, … (nicht aber z. B. Stephan). h) Amethyst, Beryll, Granat, Lapislazuli, Malachit, Opal, Quarz, Topas, Türkis, Zirkon, … (nicht aber z. B. Diamant, Rubin, Saphir, Smaragd).

5. Konzentration
Wenn Sie Zeilen und Spalten nummerieren, dann stellt sich heraus, dass PYRIT bei Lage des Anfangsbuchstabens in einem Feld mit ungeraden Koordinaten

senkrecht verläuft, und zwar bei gleichen Zahlen (z. B. 7 – 7) von unten nach oben, bei verschiedenen von oben nach unten. Liegt der Anfangsbuchstabe des Wortes in einem Feld mit geraden Koordinaten, verläuft das Wort waagrecht, von links nach rechts bei gleichen und von rechts nach links bei verschiedenen Zahlen.

6. Endwörter
Mögliche Lösungen sind zum Beispiel:
a) Edel-, Grab-, Pflaster-, Kieselstein.
b) Stein-, Nabel-, Wolken-, Knochenbruch.
c) Berg-, Tage-, Stahl-, Mundwerk.
d) Stein-, Drill-, Holz-, Metallbohrer.
e) Stein-, Eisen-, Mahl-, Bronzezeit.
f) Stein-, Land-, Forst-, Herrengut.
g) Stein-, Sieb-, Tief-, Hochdruck.
h) Stein-, Herren-, Haut-, Fußpilz.

7. Wissen
a) Erdkruste. b) Bundesland. c) Material, Sphinx. d) versteinerte. e) Steindruck. f) Baustoff. g) Weisen. h) Marmor. i) Jungsteinzeit. j) Steinobst. k) Auschwitz, heilig.

8. Zum Rechnen
A. Wie viel Gramm Mineralien fanden Gregor und seine Freunde im Jahr 2004?
B. Wie viel Gramm Mineralien fanden Gregor und seine Freunde durchschnittlich in einer Stunde des Jahres 2004?

9. Welches Wort passt nicht dazu?
a) Renoir war kein Bildhauer.
b) Der Vulkan Mauna Loa liegt nicht in Europa.
c) Ein Saphir ist nicht grün.
d) Der Topas ist keine Variante von Quarz.
e) Der Rubin ist keine Kohlenstoff-Modifikation.

10. Analogien finden
A. Zum Beispiel: Zitrone, Orange, Kiwi. B. Thomas Bernhard.
C. Newton. D. Trompeten. E. Anton. F. Eis. G. Gummi.

12. Gedächtnis
a) Wer schrieb »Das Kalkwerk«?
b) Was dauert 1000 Jahre?
c) Welcher Vulkan befindet sich nicht in Europa?
d) Wann wurde Edith Stein heilig gesprochen?
e) Welche Skulptur meißelte Michelangelo aus Carrara-Marmor?

Profi-Tipp: Angst mindern

Angst ist eine wichtige Funktion unseres Organismus, die uns vor und in gefährlichen Situationen schützen kann. Übertriebene Angst entspricht allerdings nicht mehr der Gefährlichkeit einer Situation und führt meist zu beträchtlichen Einschränkungen der Lebensführung. Angst vor einer Prüfung, vor Misserfolg oder sogar vor der Angst verringert oft die Fähigkeit, klar zu denken, und blockiert manchmal einen im angstfreien Zustand vorhandenen Zugang zu im Gedächtnis gespeicherten Informationen. Wer angstvoll lernt, der ist weniger konzentriert bei der Sache, schweift oft ab und verwendet seltener effiziente Lernstrategien. Und schließlich kann ausgeprägte Angst dazu führen, die Situation, vor der man Angst hat, zu meiden und z. B. niemals zu einer notwendigen Prüfung anzutreten.

Wie lässt sich die Angst mindern? Angst hat einen wirksamen Gegenpol: Entspannung. Wer entspannt ist, kann nicht gleichzeitig Angst haben. Diese beiden Zustände schließen einander aus. Daher wirken Strategien, die entspannen, automatisch angstlösend:

- Beim Lernen verhindern die Verwendung von Lerntechniken und das Abfassen von Gliederungen und Zusammenfassungen störende Gedanken, weil sie die Aufmerksamkeit auf die Lernaufgabe zentrieren.
- Gefühle erzeugen einen bestimmten Gesichtsausdruck. Dasselbe gilt aber auch umgekehrt! Ein fröhlicher, entspannter Gesichtsausdruck führt zu entsprechenden Gefühlen. Es kann also bereits sehr hilfreich sein, nur so zu tun, als ob Sie entspannt wären.
- Rollenspiele mit Freunden können Gefühle von Hilflosigkeit in Prüfungssituationen abbauen helfen, indem z. B. deutlich wird, dass es verschiedene Strategien gibt, wie man damit umgeht, wenn man den Faden verliert.
- Eine gute Vorbereitung, das Einhalten eines realistisch erstellten Arbeitsplanes und eine regelmäßige Überprüfung des Lernfortschritts schaffen eine zuversichtliche Prüfungsperspektive.
- Bei besonders starker Angst können spezielle Entspannungsmethoden (Autogenes Training, Progressive Muskelentspannung, Meditation) unter psychologischer oder psychotherapeutischer Anleitung mit der Technik der systematischen Desensibilisierung verknüpft werden.

Wer niemals Angst hat, der kann nie Mut beweisen, sie zu überwinden.

7. Fische

1. Merkaufgabe

Prägen Sie sich die Position der Fische gut ein:

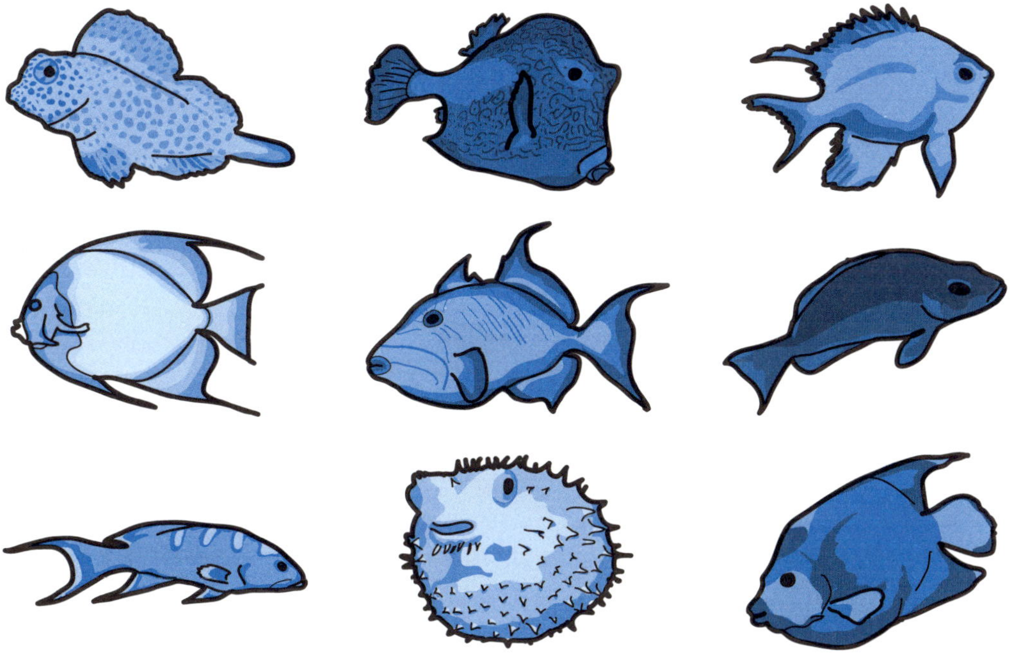

2. Fische finden

10 Fische haben sich in den folgenden Sätzen versteckt. Nur der Stör hat sich schon fangen lassen. Finden Sie die übrigen 9 Fische heraus?

Wen **stör**t es, dass der aalglatte Verkäufer aus Kruwelsingen seinen Ehering verloren hat? Der Ring sei verschollen, sagte er barsch zu seiner Frau. Die beiden hausen sehr einfach, speisen aber häufig Brötchen mit Butter und Lachs. Der Schimmelpilz an der Wand scheint sie nicht zu beunruhigen.

3. Zum Nachdenken

Japanischen Fangschiffen gehen täglich etwa 32 000 Tonnen Fisch ins Netz. In Japan leben derzeit 128 Millionen Menschen. Wie viel Kilogramm Fisch isst ein Japaner durchschnittlich pro Tag (unter der Annahme, dass die gefangenen Fische nur von Japanern und täglich alle aufgegessen werden)?

4. Gedächtnis (zu 1. Merkaufgabe)

Welcher Fisch gehört in welches Feld?

1	2	3
4	5	6
7	8	9

A

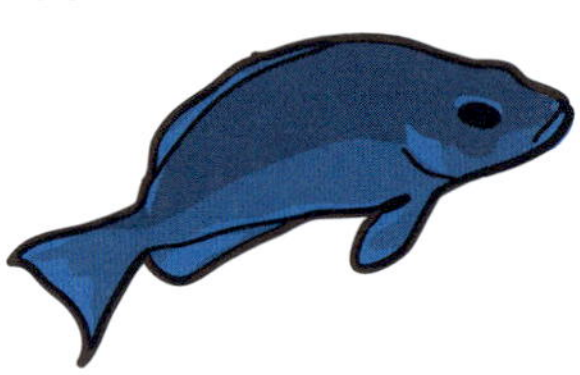

B

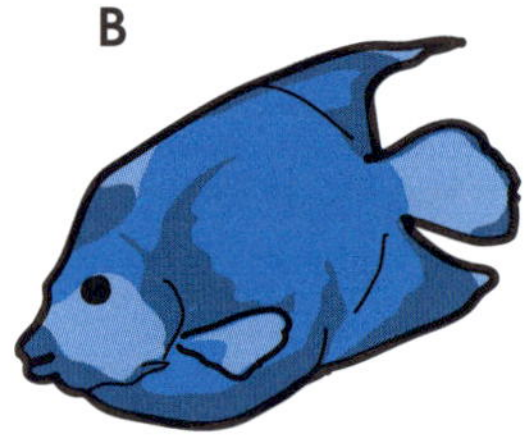

C

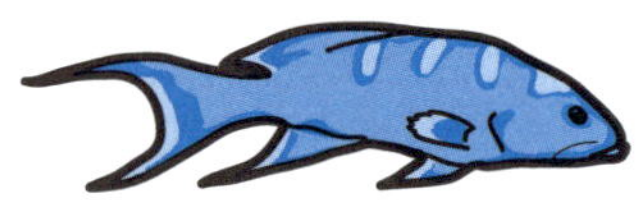

D

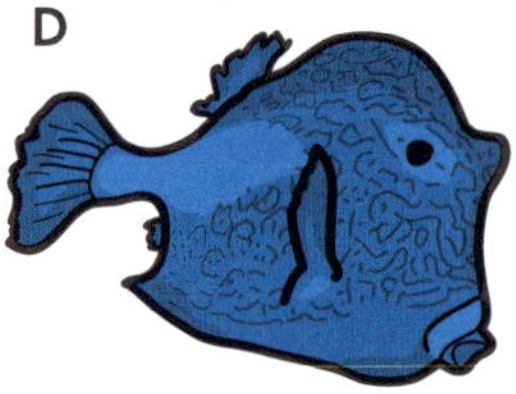

E

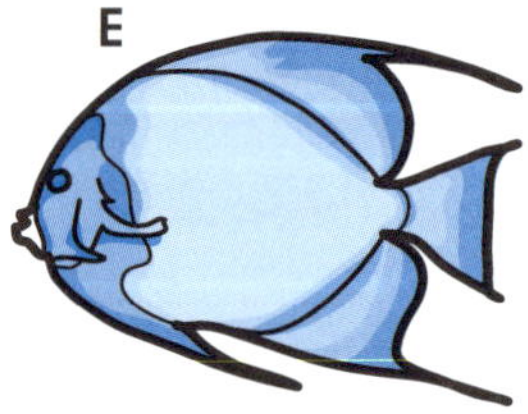

F

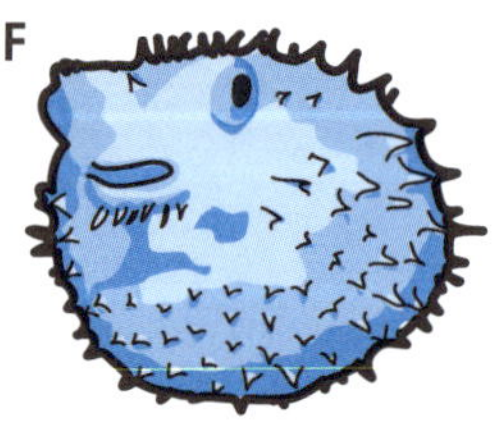

G

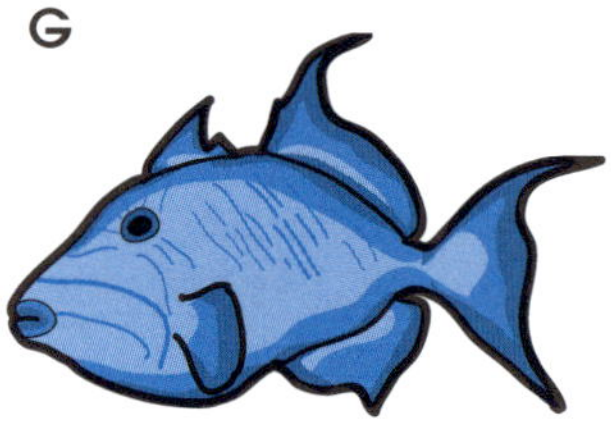

H

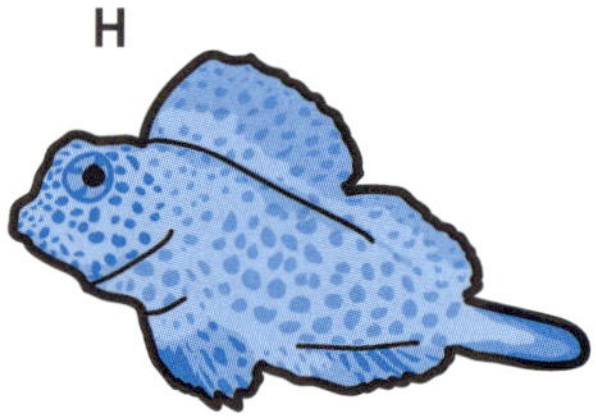

I

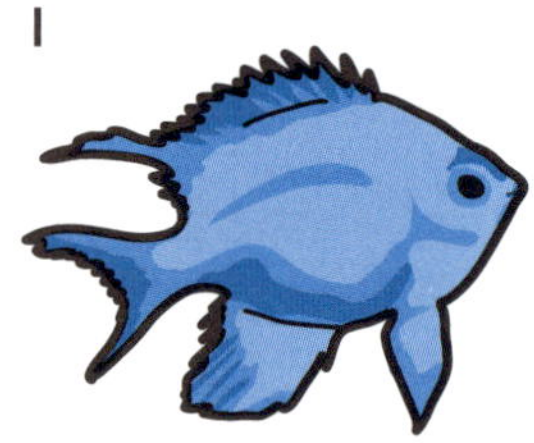

5. Konzentration

Streichen Sie alle Buchstaben durch, die im Wort **KARPFEN** ***nicht*** *vorkommen:*

RTUZEPFGFHJEAMNRTIHKPFLNARKDGEHRTVBFGHD
AWEKPGFEHJGDARNMBPNHKJDHSGDERKFPDADGFK
RAPFHENRMAJLKRHENEPAFJKRTUHSDENAQWMELLP
ORZUTIEJDHRTHANSHLMDJFHRSBANEPNDHEKNARP

6. Stimmt – Stimmt nicht

Kreuzen Sie bitte an, ob eine Aussage stimmt oder nicht:

a) Haie sind Knochenfische.
☐ Stimmt ☐ Stimmt nicht

b) »Kaviar« ist die Bezeichnung für die gereinigten und gesalzenen Eier verschiedener Stör-Arten.
☐ Stimmt ☐ Stimmt nicht

c) Ein bekannter Vertreter der Kugelfische ist der Fugu, ein in Argentinien beliebter Speisefisch, obwohl einige seiner Körperteile giftig sind.
☐ Stimmt ☐ Stimmt nicht

d) Flusswelse sind Raubfische.
☐ Stimmt ☐ Stimmt nicht

e) Seepferdchen sind Fische.
☐ Stimmt ☐ Stimmt nicht

f) Piranhas kommen auch in Flüssen Südostasiens vor.
☐ Stimmt ☐ Stimmt nicht

g) Der Karpfen stammt ursprünglich aus Amerika.
☐ Stimmt ☐ Stimmt nicht

h) Sardinen gehören zur Familie der Barsche.
☐ Stimmt ☐ Stimmt nicht

7. Anagramme

Die Buchstaben – in die richtige Reihenfolge gebracht – ergeben Namen von Fischen:

KEMLERA	__________	**ERLOEFL**	__________
CROHDS	__________	**PRENAFK**	__________
LRSLEADE	__________	**BLAUJEKA**	__________

8. Logisches Denken

Welche Zahl fehlt?

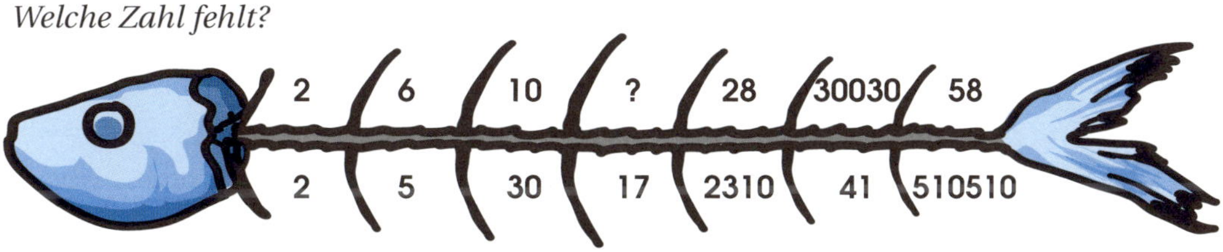

9. Hand-Augen-Koordination

Welcher Fischer fängt welchen Fisch?

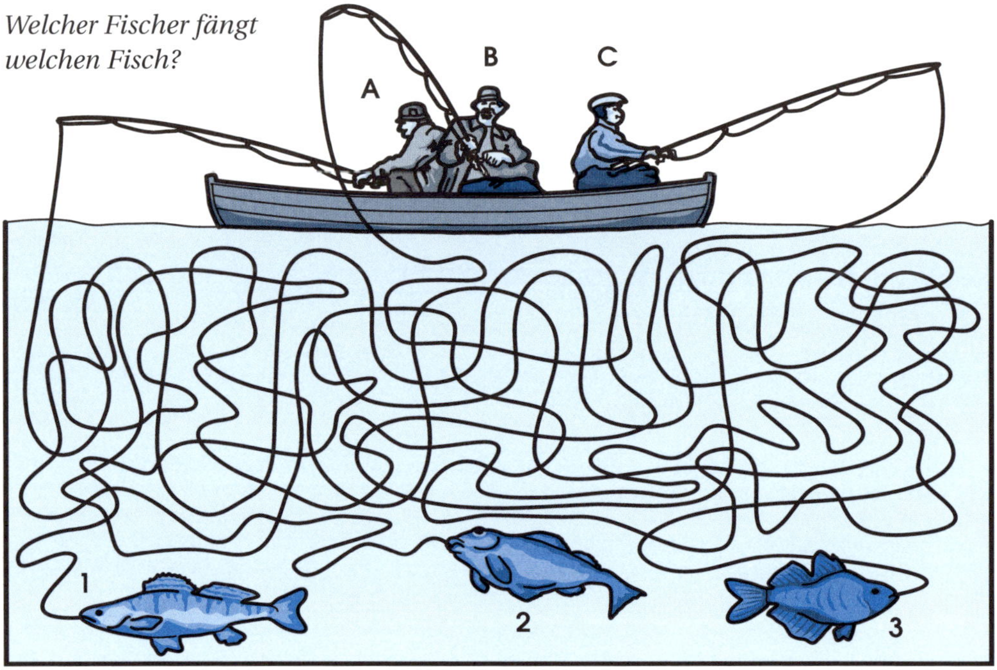

10. Kreativität

Bilden Sie pro Zeile einen Satz aus mindestens fünf Worten, die jeweils alle mit dem links stehenden Buchstaben beginnen:

L ______________________________

A ______________________________

C ______________________________

H ______________________________

S ______________________________

11. Raumvorstellung

Welcher Fisch passt nicht dazu?

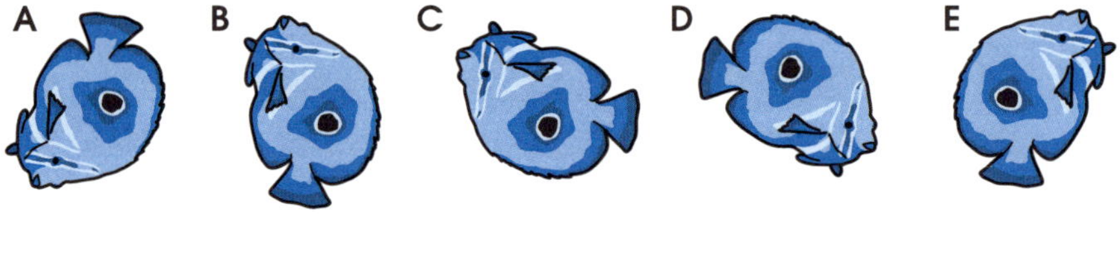

12. Mit Zahlensymbolen rechnen

Welche Ziffer müssen Sie statt eines Buchstabens einsetzen, damit die Rechnung stimmt? Gleiche Buchstaben stehen für gleiche Ziffern:

ZA	+	ND	=	ER
–		–		:
NN	–	O	=	E
NU	–	U	=	NR

13. Zum Nachdenken

Welchen Fisch würden Sie aus dem Aquarium entfernen?

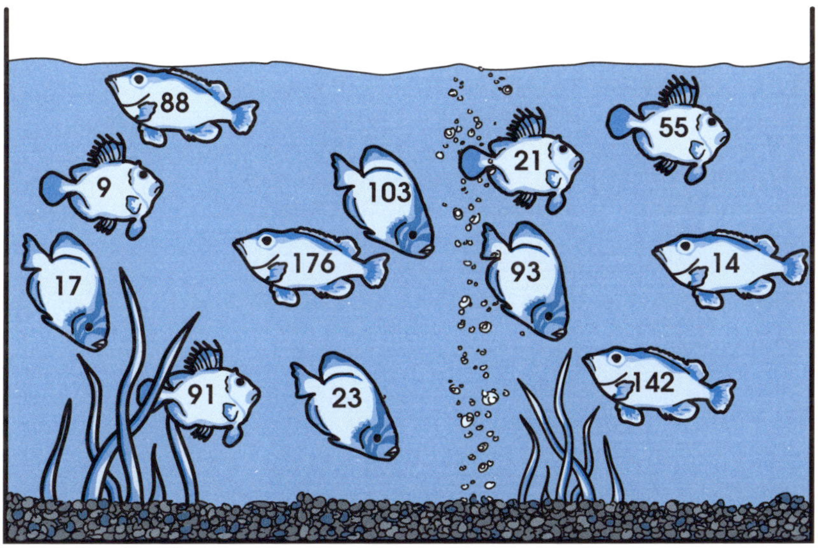

14. Wissen

Eine der 4 Antworten ist richtig. Aber welche?

a) Durch welches Organ können Fische im Wasser atmen?
- Nase
- Kiemen
- Lunge
- Maul

b) Ein Rollmops ist …
- … ein überfütterter Hund
- … ein marinierter Hering
- … ein Kugelfisch
- … eine Seehundart

c) Wie heißt der Zeichentrickfilm, in dem ein kleiner Clownfisch die Titelrolle spielt?
- Findet Elmo
- Findet Nemo
- Findet Manni
- Findet Mona

d) Welches Tier passt nicht dazu?
- Grönlandwal
- Tümmler
- Wels
- Delfin

e) Welcher Fisch passt nicht dazu?
- Rochen
- Forelle
- Lachs
- Hering

f) Wovon ernähren sich Heringe hauptsächlich?
- Fische
- Plankton
- Algen
- Krebse

g) Welchen Hai gibt es nicht?
- Katzenhai
- Leopardenhai
- Löwenhai
- Tigerhai

h) Wie werden im Fischfang kegelförmige Netzschläuche genannt, die auf dem Gewässerboden stehen?
- Trappnetze
- Ringwade
- Reusen
- Stellnetze

i) Welcher österreichische Forscher wurde mit Unterwasseraufnahmen von Haien weltberühmt?
- Konrad Lorenz
- Hans Hass
- Rupert Riedl
- Irenäus Eibl-Eibesfeldt

j) Welcher dieser Fische kann sich auf feuchten Stellen an Land fortbewegen?
- Hammerhai
- Muräne
- Flussaal
- Forelle

k) Wie heißt das Forschungsgebiet, das sich mit Fischen befasst?
- Ichthyologie
- Piscitik
- Chondrologie
- Piszoologie

Lösungen

2. Fische finden

Wen **stört** es, dass der **aal**glatte Verkäufer aus Kru**wels**ingen seinen E**hering** verloren hat? Der Ring sei ver**scholle**n, sagte er **barsch** zu seiner Frau. Die beiden **hausen** sehr einfach, speisen aber häufig Brötchen mit **Butt**er und **Lachs**. Der Schimmelpilz **an der** Wand scheint sie nicht zu beunruhigen.

3. Zum Nachdenken

32 000 000 kg Fisch : 128 000 000 Menschen = 0,25 Kilogramm Fisch.

4. Gedächtnis

1 – H, 2 – D, 3 – I, 4 – E, 5 – G, 6 – A, 7 – C, 8 – F, 9 – B.

5. Konzentration

R~~TUZ~~EPF~~G~~F~~HJ~~EA~~M~~NR~~TIH~~KPF~~L~~NARK~~DG~~E~~H~~R~~TVB~~F~~GHD~~
A~~W~~EKP~~G~~FE~~HJGD~~ARN~~MB~~PN~~H~~K~~JDHSGD~~ERKFP~~D~~A~~DG~~FK
RAPF~~H~~ENR~~M~~A~~JL~~KR~~H~~ENEPAF~~J~~KR~~TUHSD~~ENA~~QWM~~E~~LL~~P
~~O~~R~~ZUTI~~E~~JDH~~R~~TH~~AN~~SHLMDJ~~F~~H~~R~~SB~~ANEPN~~DH~~EKNARP

6. Stimmt – Stimmt nicht

a) Stimmt nicht (sondern Knorpelfische). b) Stimmt. c) Stimmt nicht (sondern in Japan; das Gift Tetrodoxin befindet sich besonders in Haut, Leber und Eierstöcken, aber nicht im Muskelfleisch des Fugu). d) Stimmt. e) Stimmt. Sie gehören zu den Seenadeln. f) Stimmt nicht (sondern in Südamerika). g) Stimmt nicht (sondern aus Asien). h) Stimmt nicht (sondern der Heringe).

7. Anagramme

Makrele, Dorsch, Sardelle, Forelle, Karpfen, Kabeljau.

8. Logisches Denken

210: 2 Reihen (Addition von bzw. Multiplikation mit Primzahlen in aufsteigender Reihenfolge) sind im Zickzack ineinander verwoben:
2 + 3 = 5, + 5 = 10, + 7 = 17, + 11 = 28, + 13 = 41, + 17 = 58.
2 x 3 = 6, x 5 = 30, x 7 = 210, x 11 = 2310, x 13 = 30 030, x 17 = 510 510.

9. Konzentration

A – 3, B – 2, C – 1.

11. Raumvorstellung

B (ist gespiegelt, nicht gedreht).

12. Mit Zahlensymbolen rechnen

27	+	13	=	40
–		–		:
11	-	7	=	4
16	-	6	=	10

13. Zum Nachdenken

Nach links = gerade Zahl, nach rechts = ungerade, aber keine Primzahl, nach unten = Primzahl. Daher passt der Fisch mit der Zahl 93 (= 3 x 31) nicht dazu.

14. Wissen

a) Kiemen.
b) … ein marinierter Hering.
c) Findet Nemo.
d) Wels (ist kein Säugetier).
e) Rochen (ist – wie der Hai – ein Knorpel- und kein Knochenfisch).
f) Plankton.
g) Löwenhai.
h) Reusen.
i) Hans Hass.
j) Flussaal.
k) Ichthyologie.

Profi-Tipp: Burnout

Menschen, die unter einem »Burnout-Syndrom« leiden, erleben sich und ihre Umwelt in einer zunehmend unerfreulichen Weise und lassen Verhaltensweisen erkennen, die sie selber und andere zunehmend belasten. Dieser Entwicklungsverlauf führt von ersten Warnhinweisen wie der Verleugnung eigener Impulse, der Verdrängung von Misserfolgen oder einer chronischen Müdigkeit über Phasen reduzierten Engagements, depressiver Verstimmungen oder aggressiven Verhaltens bis hin zu Gleichgültigkeit, zu psychosomatischen Erkrankungen und schließlich zu Verzweiflung und Hoffnungslosigkeit. Ein typisches Merkmal des Burnout-Syndroms ist ab einem mittleren Stadium aber auch der Abbau der geistigen Leistungsfähigkeit und der Kreativität. Dazu gehören einerseits eine Konzentrations- und Gedächtnisschwäche, die Unfähigkeit, komplexe Aufgaben zu bewältigen, ungenaues und desorganisiertes Verhalten sowie die Unfähigkeit, Entscheidungen zu treffen, und andererseits eine verringerte Phantasie und geistige Flexibilität.

Daran merken Sie konkret, ob Sie burnout-gefährdet sind:

- *Körperliche Erschöpfung:* Energiemangel, Schwäche, erhöhte Anfälligkeit für Krankheiten, häufige Kopfschmerzen, Übelkeit, Verspannungen der Hals- und Schultermuskulatur, Schlafstörungen.
- *Emotionale Erschöpfung:* Überdruss (»Alles ist zu viel«), Niedergeschlagenheit, Traurigkeit, Hilflosigkeit, Gefühl der inneren Leere, nichts mehr geben können, andere Menschen gehen einem auf die Nerven, Reizbarkeit und Nervosität.
- *Geistige Erschöpfung:* Negative Einstellung zu sich selbst, zur Arbeit und anderen Menschen gegenüber, Kontakte werden vermieden, »Alles ist egal«.

Wichtig ist dabei, dass es sich beim Burnout-Syndrom um einen längerfristigen Prozess handelt. Vereinzelte Episoden von Erschöpfung sollten daher nicht gleich als Burnout missverstanden werden.

Das können Sie gegen Burnout tun:

✓ Überprüfen Sie Ihre Erwartungen an sich und andere und »bleiben Sie auf dem Teppich«.

✓ Stabilisieren Sie eine »Liebe zur Umwelt«, eine liebevolle Bindung an Menschen, andere Lebewesen, an die Natur, an Kulturgüter wie Musik, Literatur, bildende Kunst oder an Hobbys.

✓ Akzeptieren Sie sich und ihre Grenzen.

✓ Suchen Sie bei Bedarf professionelle psychologische Unterstützung.

So viel steht fest: Burnout ist kein unausweichliches oder unabänderliches Schicksal.

8. Luft

1. Merkaufgabe

Ergänzen Sie bitte zunächst den folgenden Text und prägen Sie sich dann die darin enthaltenen Informationen gut ein:

Albrec__t Lud__ig Berblinger wur__e __m 24. J__li 1770 in Ulm a__s 7. Ki__d __n bes__h__id__nen Ver__ält__is__en geb__r__n. Sein grö__t__s In__e__es__e ga__t v__n Ki__d__e__t an d__r Me__ha__ik. Nac__d__m se__n Va__er 1783 ges__o__b__n __ar, ka__ er i__ e__n W__is__n__aus, __o m__n i__n z__ang, ei__e Sc__n__id__r__ehre zu be__in__en, o__w__hl er a__ lie__s__en Uh__m__c__er ge__o__d__n wä__e.

Se__n__ mec__a__is__he Be__ab__ng fü__r__e da__u, da__s __r n__b__n d__r T__ti__ke__t a__s S__h__ei__er Erfi__du__gen m__c__te. Er __nt__ic__e__te z__m Be__s__iel Bei__pr__thes__n (1808 e__t__tan__ e__ne »Fußma__chi__e«, di__ n__ch F__ßa__p__ta__io__en z__m E__ns__tz ka__). B__rü__mt w__r__e Al__r__c__t Lu__w__g B__r__li__ger a__e__ m__t se__n__n Fluga__pa__aten. __b d__m Ja__r 1810 ba__t__ e__ Ap__ __ra__e, d__e i__m ei__e__ Fl__g m__t M__s__el__ra__t er__ög__ic__en s__ll__en. Be__on__e__s d__r Flu__ de__ Eu__e in__pi__ie__te i__n z__ za__lr__ichen V__rb__sse__un__en di__s__r Flu__g__r__te.

Tr__tz Sp__tt u__d Ho__n se__n__r La__ds__eut__ se__zte Be__bli__ge__ s__i__e Ar__e__t a__ de__ Fl__gg__r__ten fo__t, bi__ s__g__r Kö__ig Fri__dr__ch vo__ W__rtte__be__g da__o__ hö__te u__d __hm 20 Louisdor zu__om__en li__ß. I__ M__i 1811 woll__e e__ si__h vo__ d__r Er__in__ung d__s S__hnei__e__s s__l__st e__n Bil__ m__ch__n __nd tr__f z__ ei__er F__u__vo__fü__ru__g in __lm e__n. A__ Ab__nd d__s 30. M__i so__lte __s s__ we__t s__in. A__f e__n__m H__lz__er__st ho__h ü__er d__r Do__au, a__f d__r Adlerb__stei, sta__d Be__bl__nger m__t se__n__m Fl__g__er__t, __o__h e__ w__g__e d__n V__r__uch ni__h__. A__ n__c__sten T__g – d__r K__n__g wa__ b__r__its a__ge__ei__t – w__ll__e er´s e__d__ich v__r__uc__en. Do__h de__ V__r__u__h __iss__ang g__ün__lich. __r st__rzte v__r de__ Au__en e__n__r jo__le__den M__nge i__ di__ Do__a__. Da__a__h wa__ __r be__ufl__ch u__d g__se__lsc__a__tli__h rui__ie__t. Al__re__ht L__d__ig Be__bli__ger s__ar__ a__ 28. Ja__u__r 1829 in U__m u__d gi__g a__s Pio__i__r d__s M__sk__lkr__ftf__ug__s u__ter de__ Nam__n »D__r S__hn__id__r vo__ Ul__« in d__e L__ft__ah__tge__ch__cht__ e__n.

2. Zum Nachdenken

Sie fliegen um 16:15 Uhr vom Flughafen in Frankfurt ab und kommen nach 8 Stunden Flug in Washington an, wo Sie genau 2 Stunden und 48 Minuten Zeit haben, um in das Flugzeug umzusteigen, das Sie in 2,5 Stunden nach Chicago bringt. Um wie viel Uhr Ortszeit kommen Sie dort an, wenn die Zeitverschiebung 7 Stunden beträgt?

____

3. Gedächtnis (zu 1. Merkaufgabe)

Beantworten Sie nun bitte die folgenden Fragen:

a) Wann wurde Albrecht Ludwig Berblinger geboren?

____

b) In welchem Jahr starb sein Vater?

____

c) Welchen Beruf hätte er am liebsten erlernt?

____

d) In welchem Jahr entstand die »Fußmaschine«?

____

e) Ab wann baute er Flugmaschinen?

____

f) Wann wollte sich der König Berblingers Fluggerät persönlich ansehen?

____

g) Von wo aus sollte der Flug stattfinden?

____

h) Wann und wo starb Berblinger?

____

i) Wie lautet der Name, unter dem er als Luftfahrtpionier bekannt ist?

____

4. Zwischenbuchstaben

Welche 2 Buchstaben können Sie in der Mitte einsetzen, damit sich je 2 sinnvolle Hauptworte ergeben?

Ball	..	kel	Falt	..	pel
Pil	..	ter	Kli	..	rder
Flüg	..	ster	Lun	..	neral
Ork	..	zug	At	..	blem

5. Stimmt – Stimmt nicht

Bitte streichen Sie in der folgenden Geschichte alle Aussagen durch, die Sie für falsch halten:

Eine fundamentale Veränderung seines Lebens lag in der Luft, als Hans Guck in London das Flugzeug betrat, welches ihn direkt nach Florenz bringen sollte. Der Flug verlief ohne Zwischenfälle. »Es ist erstaunlich«, dachte Guck, »wie sich die Technik weiter entwickelt hat, seit die Gebrüder Wright im Jahr 1921 mit ihrem Fluggerät 100 Meter weit geflogen sind.« Hans Gucks Maschine, eine Boeing 737-400 mit einer Reisegeschwindigkeit von 885 km/h, befand sich im Landeanflug auf den Flughafen Fiumicino in Florenz, da fiel ihm ein, dass vor vielen Jahrzehnten Leonardo da Vinci mit einem von ihm selbst konstruierten Fluggerät von Pisa nach Florenz geflogen war. Ihm blieb keine Zeit für weitere historische Überlegungen, denn er verließ das Flugzeug und mietete einen Jeep, mit dem er geradewegs nach Sassetta fuhr, ein Luftkurort in der Provinz Livorno. Olivia erwartete ihn bereits. Sie hatte sich gut erholt und begrüßte ihn überschwänglich. Fast hätte er sie nie wiedergesehen. Im letzten Moment war Olivia in einer dramatischen Bergungsaktion vom Gipfel des Mount Everest geholt worden. Ein Hubschrauber hatte den überaus starken Winden getrotzt und Olivia lebend zu Tal gebracht. »Weißt du eigentlich«, fragte sie Guck lächelnd, »dass die Fähigkeit der Luft, Wasser aufzunehmen, mit steigender Temperatur zunimmt?« Er erwiderte ihr Lächeln: »Und kalte Luft erwärmt sich rascher als warme!« Sie waren schon nach wenigen Augenblicken bei ihrem Lieblingsthema angelangt. »Schall bewegt sich in heißer Luft langsamer als in kalter«, sagte Olivia, bevor sie Hans Guck in ihr Zimmer führte, um ihm von ihren Plänen für eine Ballonfahrt zum Nordkap zu erzählen.

6. Konzentration

Ein Fluglotse muss seine Tätigkeit mit höchster Aufmerksamkeit durchführen. Konzentration und Sorgfalt sind besonders gefordert.
Bitte markieren Sie im folgenden Muster alle Pluszeichen:

//-=#-+|#|||-°-__o__~#~+##+**-==+*||||—~*~=o=__==#=-öö=-öö=-=-#\\
//#=<#'<|=>o|o+o|#o|-|_|*[[|+:||__<°>_-_***>#<=+]:]:]''>-:|:-<o#ö#-»::>\\
///—(((#|-))(((-\°o+|#|—~*~=-~*=#`´—\\\][//][(^)][—°-()**#*~::+///,'''((»«««+))\\\
///(-[+)))o(((-\°°/-)~||~-_+:-\\>-<°x}>o<{°>#||''-#/-/:-~##[|||__<°>_#///~~\\\
////o))=(((-:\=/-:-_*=**>°o+|=#|—~*~=}o{=-_***>__='o,,~'#-*-}={-|*<+[.]>o\\\\
////«-´+:-\\>;-´~\\\::_::-°-**-_o_+_[*]_~#~}]x]][[+)))(((-\°°///**#''''«...[-]|+^|\\\\
\\\\\o°o_o|-.|_|*[[|||__<°>_-_***>#<=+]]]''_°-°^|||[#]>]>-"-«##<>°-°´,,´)(`////

Wie viele + haben Sie gefunden? ____________________

7. Die richtige Reihenfolge

Bitte bringen Sie die folgenden Begriffe in die richtige Reihenfolge:

a) Bestandteile der Luft
(1 = am meisten, 4 = am wenigsten)

___ Stickstoff ___ Kohlendioxid ___ Sauerstoff ___ Edelgase

b) Erdatmosphäre
(1 = die unterste Schicht, 4 = die oberste Schicht)

___ Ionosphäre ___ Troposphäre ___ Stratosphäre ___ Mesosphäre

c) Atemweg
(1 = das Innerste, 4 = das Äußerste)

___ Luftröhre ___ Mund ___ Lunge ___ Bronchien

d) Fluggeräte
(1 = das Langsamste, 4 = das Schnellste)

___ Zeppelin ___ Düsenjet ___ Hubschrauber ___ Kampfbomber

8. Zum Rechnen

Jim ist Hubschrauberpilot. Auf seinem ersten Flug ohne Fluglehrer soll er im Pazifik eine Ladung Medikamente von Insel A zu Insel B bringen. Zu seinem Entsetzen bemerkt er nach 4 Kilometern Flug, dass er Treibstoff verliert, denn die Anzeige sinkt auf einmal rasch ab. Da er sich genau mitten auf der Strecke befindet, ist es egal, ob er umkehrt oder weiterfliegt. Er befindet sich auf einer Flughöhe von 3000 Metern und hat bei einer Fluggeschwindigkeit von 180 km/h noch Treibstoff für 2 Minuten.
Kann Jim sein Ziel erreichen, wenn er gleich in einen kontinuierlichen, gleichmäßig schnellen Sinkflug übergeht, oder muss er im Pazifik notwassern?

9. Übergangsworte

Wie können Sie in 3 Zwischenschritten vom Wort **LUFT** *zum Wort* **HASE** *gelangen, indem Sie pro Zeile immer nur 1 Buchstaben verändern? Pro Zeile muss ein sinnvolles, deutsches Hauptwort stehen:*

L	U	F	T
H	A	S	E

10. Welches Wort passt nicht dazu?

Streichen Sie bitte pro Zeile jenes Wort, das nicht dazu passt:

a)	fliegen	sprinten	laufen	rennen
b)	Gleitflug	Sturzflug	Ausflug	Anflug
c)	Tragfläche	Cockpit	Triebwerk	Echolot
d)	Heißluftballon	Helikopter	Paragleiter	Düsenjet
e)	Bora	Mistral	Schirokko	Tornado
f)	Landebahn	Startbahn	Flugbahn	Rollbahn
g)	Höhenruder	Tiefenruder	Seitenruder	Querruder
h)	Suzuki	Fokker	Dornier	Cessna
i)	Propeller	Gasturbine	Ventilator	Raketentriebwerk

11. Kreativität

Finden Sie 4 Sätze, in denen das erste Wort jeweils mit einem **L**, *das zweite mit einem* **U**, *das dritte mit einem* **F** *und das vierte mit einem* **T** *beginnt:*

a) ____________________

b) ____________________

c) ____________________

d) ____________________

12. Wissen

Kreuzen Sie bitte die richtige Antwort an:

a) Wie hieß der erste Mensch, der den Atlantik überflog?
- ☐ Hindenburg ☐ Wright ☐ Armstrong ☐ Lindbergh

b) In welchem Jahr fand die erste Fahrt eines Luftschiffs statt?
- ☐ 1822 ☐ 1852 ☐ 1872 ☐ 1892

c) In welchem Jahr explodierte der Zeppelin »Hindenburg« in der Nähe von New York?
- ☐ 1932 ☐ 1937 ☐ 1938 ☐ 1936

d) Mit welchem Gas waren Ballons zur Wetterbeobachtung gefüllt?
- ☐ Helium ☐ Krypton ☐ Xenon ☐ Radon

e) In welchem Buch kommt »Hans guck in die Luft« vor?
- ☐ Märchen der Gebrüder Grimm ☐ Bibel
- ☐ Märchen von Wilhelm Hauff ☐ Struwwelpeter

f) Wie hieß der Sage nach der Sohn des Dädalus?
- Dämon
- Ödipus
- Ikarus
- Luftikus

g) Wie nennt man Wolken in Bodennähe?
- Tau
- Regen
- Nebel
- Pfützen

h) Wie viel Kubikmeter Luft atmet ein Mensch durchschnittlich im Laufe seines Lebens ein?
- 1 Million
- 3 Millionen
- 5 Millionen
- 10 Millionen

i) Wie hoch ist die Atemfrequenz eines Erwachsenen ungefähr pro Minute?
- 5
- 12
- 20
- 32

j) Wie lautet der Gruß der Luftschiffer?
- Glück ab!
- Hut ab!
- Glück auf!
- Kopf hoch!

Lösungen

1. Merkaufgabe

Albrecht Ludwig Berblinger wurde am 24. Juli 1770 in Ulm als 7. Kind in bescheidenen Verhältnissen geboren. Sein größtes Interesse galt von Kindheit an der Mechanik. Nachdem sein Vater 1783 gestorben war, kam er in ein Waisenhaus, wo man ihn zwang, eine Schneiderlehre zu beginnen, obwohl er lieber Uhrmacher geworden wäre. Seine mechanische Begabung führte dazu, dass er neben der Tätigkeit als Schneider Erfindungen machte. Er entwickelte zum Beispiel Beinprothesen (1808 entstand eine »Fußmaschine«, die nach Fußamputationen zum Einsatz kam). Berühmt wurde Albrecht Ludwig Berblinger aber mit seinen Flugapparaten. Ab dem Jahr 1810 baute er Apparate, die ihm einen Flug mit Muskelkraft ermöglichen sollten. Besonders der Flug der Eule inspirierte ihn zu zahlreichen Verbesserungen dieser Fluggeräte. Trotz Spott und Hohn seiner Landsleute setzte Berblinger seine Arbeit an den Fluggeräten fort, bis sogar König Friedrich von Württemberg davon hörte und ihm 20 Louisdor zukommen ließ. Im Mai 1811 wollte er sich von der Erfindung des Schneiders selbst ein Bild machen und traf zu einer Flugvorführung in Ulm ein. Am Abend des 30. Mai sollte es so weit sein. Auf einem Holzgerüst hoch über der Donau, auf der Adlerbastei, stand Berblinger mit seinem Fluggerät, doch er wagte den Versuch nicht. Am nächsten Tag – der König war bereits abgereist – wollte er es endlich versuchen. Doch der Versuch misslang gründlich. Er stürzte vor den Augen einer johlenden Menge in die Donau. Danach war er beruflich und gesellschaftlich ruiniert. Albrecht Ludwig Berblinger starb am 28. Januar 1829 in Ulm und ging als Pionier des Muskelkraftfluges unter dem Namen »Der Schneider von Ulm« in die Luftfahrtgeschichte ein.

2. Zum Nachdenken
22:33 Uhr.

3. Gedächtnis
a) 24. Juli 1770. b) 1783. c) Uhrmacher. d) 1808. e) 1810. f) 1811. g) Von einem Holzgerüst hoch über der Donau, auf der Adlerbastei. h) Am 28. Januar 1829 in Ulm. i) »Der Schneider von Ulm«.

4. Zwischenbuchstaben
ON, OT, EL, AN, ER, MA, GE, EM.

5. Stimmt – Stimmt nicht
Die Gebrüder Wright flogen nicht im Jahr 1921, sondern 1901 mit ihrem Fluggerät 100 Meter weit. Der Flughafen Fiumicino befindet sich in Rom und nicht in Florenz. Leonardo da Vinci flog nicht mit einem von ihm selbst konstruierten Fluggerät von Pisa nach Florenz. Schall bewegt sich in heißer Luft schneller und nicht langsamer als in kalter.

6. Konzentration
19.

7. Die richtige Reihenfolge
a) 1 Stickstoff, 4 Kohlendioxid, 2 Sauerstoff, 3 Edelgase.
b) 4 Ionosphäre, 1 Troposphäre, 2 Stratosphäre, 3 Mesosphäre.
c) 3 Luftröhre, 4 Mund, 1 Lunge, 2 Bronchien.
d) 1 Zeppelin, 3 Düsenjet, 2 Hubschrauber, 4 Kampfbomber.

8. Zum Rechnen
Lehrsatz des Pythagoras: 3 x 3 + 4 x 4 = 25, d. h. er hat noch 5 km zu fliegen. Bei 180 km/h fliegt er 3 km in der Minute, also 6 km in 2 Minuten, d. h. er kommt ans Ziel.

9. Übergangsworte
LUFT – LUST – LAST – HAST – HASE.

10. Welches Wort passt nicht dazu?
a) fliegen. b) Ausflug. c) Echolot (auf Schiffen). d) Paragleiter (verfügt über keinen eigenen Antrieb). e) Tornado (kein mediterraner Wind, sondern orkanartiger Wirbelsturm). f) Flugbahn (kein Teil des Flughafens). g) Tiefenruder (dient nicht der Flugzeugsteuerung). h) Suzuki (ist kein Flugzeughersteller). i) Ventilator (sorgt nicht für Vortrieb bei Flugzeugen). j) Rotor (ist kein Teil eines Fallschirms).

12. Wissen
a) Charles Lindbergh. b) 1852. c) 1937. d) Helium. e) Struwwelpeter.
f) Ikarus. g) Nebel. h) 5 Millionen. i) 12. j) Glück ab!

Profi-Tipp: Vergessen

Manche Gedächtnistrainingsbücher präsentieren sich als Königsweg zu einem »vollkommenen« oder »perfekten« Gedächtnis. Doch was würde das für Sie bedeuten, merkten Sie sich ununterbrochen alles, was ihnen durch den Kopf geht, was Ihnen gesagt oder gezeigt wird, jedes Wort, das Sie zufällig mithören? Ich meine: Müssten Sie sich permanent alles merken, was Ihnen begegnet, dann wäre Ihr Gehirn mit unglaublich viel Nebensächlichem vollgestopft. Möglicherweise lebten Sie in einem Zustand fortwährenden Stresses, weil Sie sich mit dem Anspruch, sich alles merken zu müssen, unter gewaltigen Druck setzten. Vielleicht gäben Sie dann viel darum, einen Kurs in »perfektem Vergessen« belegen zu können, um sich endlich ein wenig entlasten zu können.

Vergessen schafft Platz für Neues. Es bereitet den Boden für die Gegenwart, indem es die Fülle an Vergangenem auf ein praktikables Maß reduziert. Dies gilt vor allem dann, wenn Unwesentliches weggelassen und Wesentliches behalten wird. Der Harvard-Psychologe Daniel L. Schacter beschreibt sieben Gedächtnisschwächen als normale Alltagsphänomene:

1. Gedächtnisflüchtigkeit (je länger ein Ereignis zurück liegt, umso weniger wird es erinnert).
2. Geistesabwesenheit (geistiges »Abdriften«, das Verlegen von Gegenständen, das »Übersehen« von Terminen, …).
3. Blockierung (es »liegt einem auf der Zunge«, Blockade durch Stress).
4. Falsche Zuordnung (Verwechslung von Zeit, Ort, Person).
5. Beeinflussbarkeit (der erinnerten Informationen durch gezielte Fragen, wodurch die Erinnerung verfälscht werden kann).
6. Voreingenommenheit (Abhängigkeit des Gedächtnisses von Ansichten und Kenntnissen).
7. Beständigkeit (von Erinnerungen, die man lieber vergessen möchte).

Handelt es sich nun bei diesen sieben Sünden des Gedächtnisses um einen Mangel oder um einen Segen? Schacter kommt zu dem Schluss: Manchmal ist weniger mehr. Diese Schattenseiten des Erinnerungsvermögens seien eben im Laufe unserer Evolution entstandene und daher unvermeidliche Nebenprodukte eines aber im Wesentlichen gut funktionierenden Gedächtnisses. Es hat diese Schwächen in der Menschheitsgeschichte schon lange gegeben und es wird sie auch noch weiterhin geben. Daher gilt: Gönnen Sie Ihrem Gehirn ein wenig den Luxus des Vergessens!

9. Hunde

1. Merkaufgabe

Welcher Hund hängt an wessen Leine? Prägen Sie sich die Paare ein:

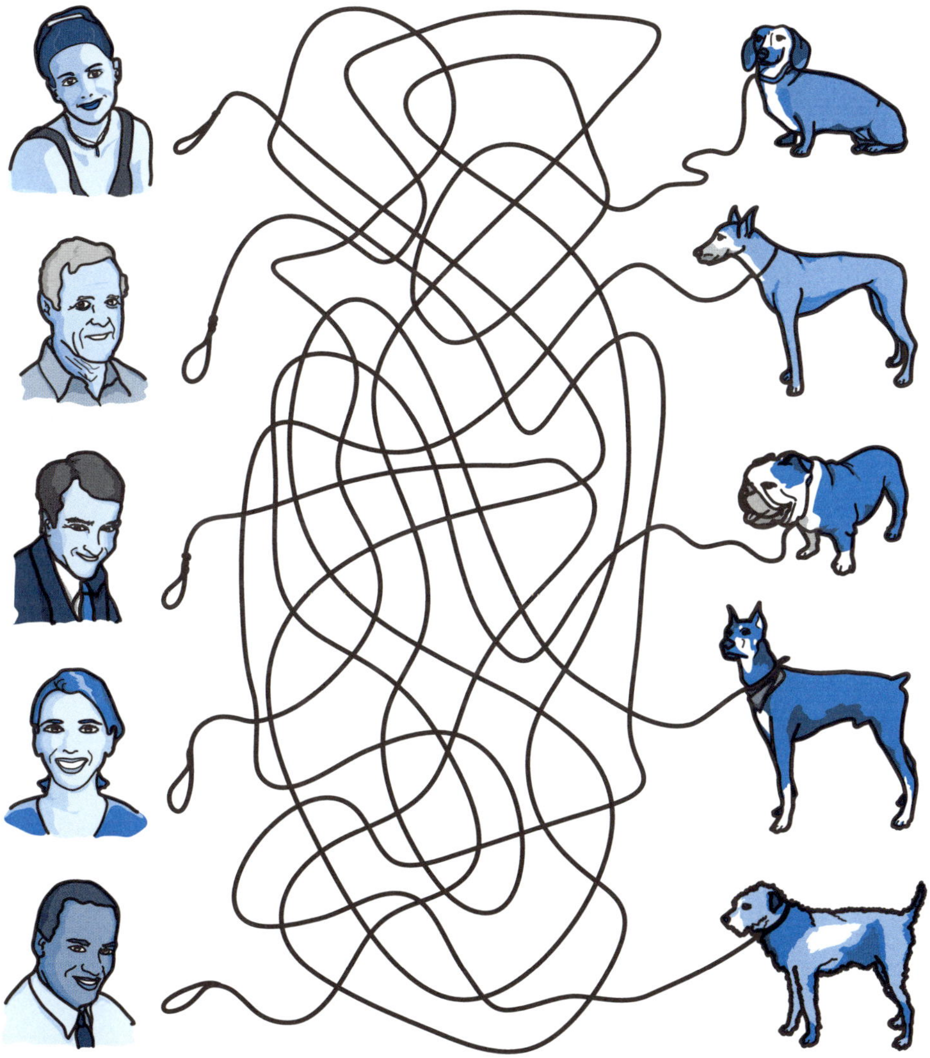

2. Konzentration

Finden Sie heraus, was der Marderhund gefressen hat, indem Sie 7 Buchstaben streichen:

M A R D E R H U N D

3. Gedächtnis (zu 1. Merkaufgabe)

Welche Person gehört zu welchem Hund?

A 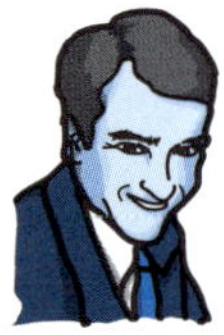

F 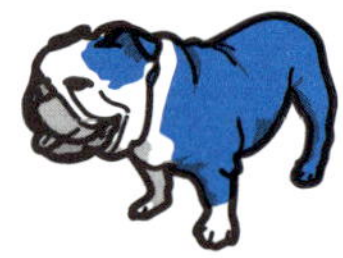

B 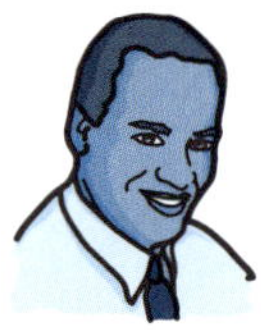

G 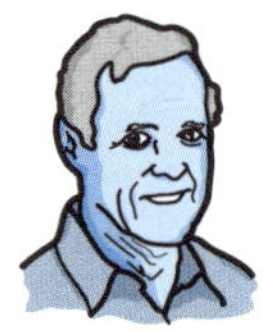

C 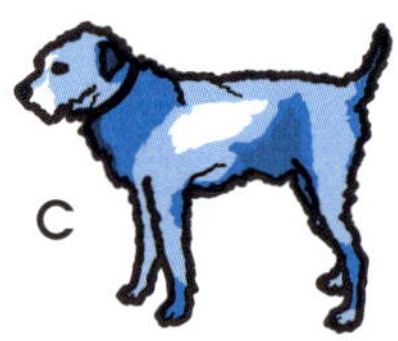

H 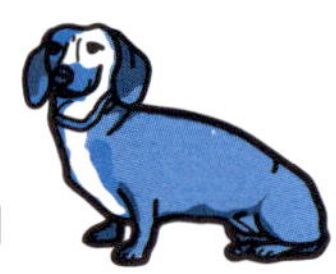

D 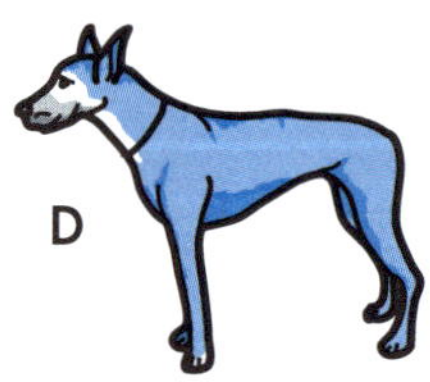

I 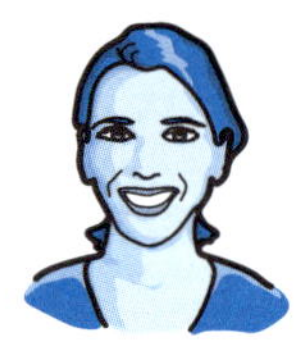

E 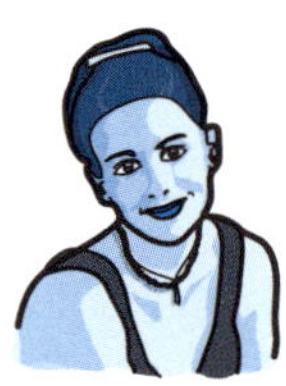

J 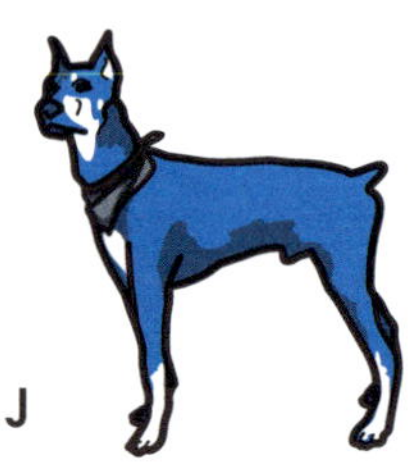

4. Hunde finden

11 Hunde haben sich in den folgenden Sätzen versteckt. Nur der Boxer zeigt sich bereits. Finden Sie die übrigen 10 Hunde?

Als Sylvia die **Box er**bte, stand Bernhard in Erwartung daneben. Mit dem Collier aus der Box und einem Set Terrakotta-Vasen fühlte er sich pudelwohl, bis ein spitzer Gegenstand die Vasen zertrümmerte. Warum hetzte ihm der Schäfer Hunde nach? Er hörte Elmos Bass etwas weiter entfernt und fragte sich, ob Elmo psychische Probleme hatte, als er Arsene Lupin scherzhaft »Dalmatiner« nannte.

5. Stimmt – Stimmt nicht

Bitte kreuzen Sie an:

a) Das Ursprungsland der Bernhardiner ist Liechtenstein.
☐ Stimmt ☐ Stimmt nicht

b) Der Chow-Chow wurde ursprünglich bei den Mongolen als Kriegs-, Jagd- und Schutzhund eingesetzt.
☐ Stimmt ☐ Stimmt nicht

c) Dackel gibt es in vier Varianten: Kurz-, Lang-, Rau- und Drahthaar.
☐ Stimmt ☐ Stimmt nicht

d) Rüden der Deutschen Dogge werden bis zu 1,40 Meter hoch.
☐ Stimmt ☐ Stimmt nicht

e) Der Greyhound erreicht Spitzengeschwindigkeiten bis zu 80 km/h.
☐ Stimmt ☐ Stimmt nicht

f) Im 1. Weltkrieg wurden Collies als Melde- und Sanitätshunde eingesetzt.
☐ Stimmt ☐ Stimmt nicht

g) Holländische Seefahrer brachten den Mops im 16. Jahrhundert aus dem Fernen Osten nach Europa.
☐ Stimmt ☐ Stimmt nicht

h) Der Kojote ist eine in Nordamerika verbreitete Art der Hunde.
☐ Stimmt ☐ Stimmt nicht

6. Zum Nachdenken

Im Jahr 2003 kaufte Frau Müller jede Woche 10 kg Futter für ihren Collie, außer in den 5 Wochen des Jahres, in denen der Hund krank war und nur dir Hälfte fraß, und in den 3 Wochen, als Frau Müller auf Kur und ihr Collie bei ihrer Schwester untergebracht war. Wenn Frau Müller für 1 kg Hundefutter 1,50 Euro bezahlte, wie viel Geld gab sie 2003 für Hundefutter aus?

____

7. Zwischenwörter

Welches Wort können Sie in der Mitte einsetzen?

Hunde	__________	Trog	Hunde	__________	Recht
Hunde	__________	Wirt	Hunde	__________	Unruhe
Hunde	__________	Bruch	Hunde	__________	Hose
Hunde	__________	Urkunde	Hunde	__________	Sammler

8. Konzentration

Die selben 11 Hunde, die in Aufgabe 4 im Text verborgen waren, haben sich im folgenden Buchstaben-Rechteck (waagrecht, senkrecht und diagonal, vorwärts und rückwärts) versteckt. Finden Sie sie?

X	R	E	N	I	T	A	M	L	A	D	T	Z
S	Y	H	A	V	X	Q	Q	X	G	I	B	P
C	B	L	G	C	Y	R	A	Z	Y	A	W	Ö
H	C	O	L	L	I	E	Y	C	S	L	Y	L
Ä	C	R	Z	R	L	T	K	S	P	O	M	K
F	V	Z	F	E	G	Z	E	H	R	F	X	H
E	N	H	D	H	R	T	J	E	Z	X	R	N
R	H	U	R	C	Y	J	X	P	H	Y	E	V
H	P	G	Z	S	A	O	H	S	P	I	T	Z
U	J	F	U	N	B	P	G	Ä	B	R	T	C
N	R	E	N	I	D	R	A	H	N	R	E	B
D	K	W	Ö	P	Ä	O	V	Z	Y	K	S	M

9. Logisches Denken

Welcher der unten abgebildeten Hunde (A – F) passt an die Stelle des Fragezeichens, damit die Reihe logisch richtig fortgesetzt wird?

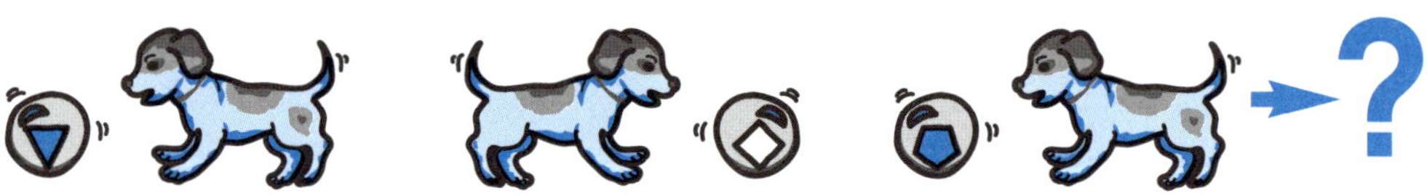

A

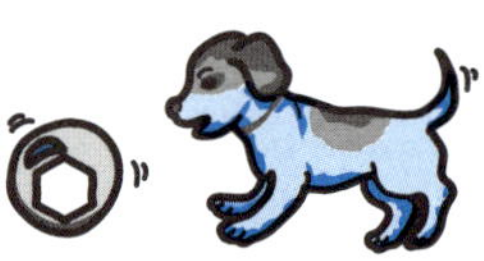

B

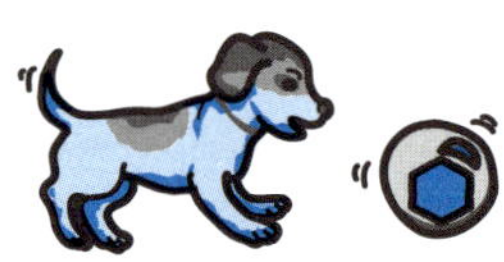

C

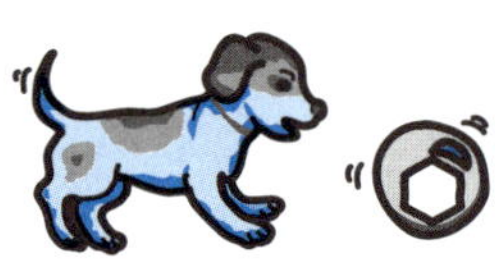

D

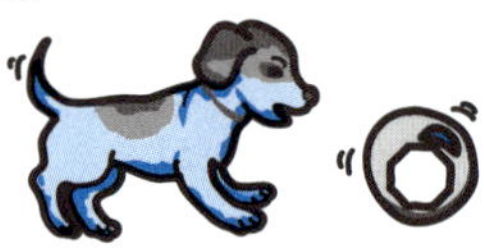

E

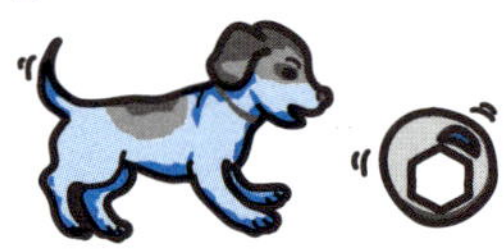

F

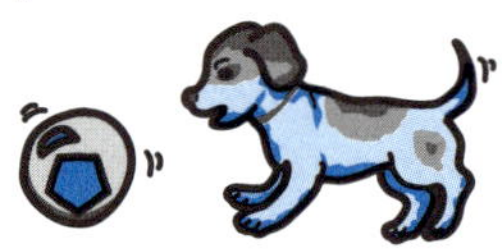

10. Buchstaben ergänzen

Wie lautet der folgende Ausspruch von Kurt Tucholsky?

D_r e_ge_e Hu_ _ ma_ht k_in_n L_rm – er be_l_ n_r.

11. Analogien finden

Welches der 4 zur Auswahl stehenden Worte stimmt?

A. Reh verhält sich zu Kitz wie Hund zu
a) Hündin b) Rotwild c) Welpe d) Hirsch

B. Giraffe verhält sich zu Paarhufer wie Hund zu
a) Raubtiere b) Nagetiere c) Primaten d) Hundlinge

C. Pferd verhält sich zu Hengst wie Hund zu
a) Rüde b) Hündin c) Bache d) Sau

D. Vogel verhält sich zu Käfig wie Hund zu
a) Herr b) Hütte c) Futter d) Käfer

E. Pferd verhält sich zu wiehern wie Wolf zu
a) bellen b) heulen c) röhren d) fletschen

F. Storch verhält sich zu Adebar wie Wolf zu
a) Isegrim b) Reinecke c) Adelheid d) Grimbart

G. Wildschwein verhält sich zu Rotte wie Wolf zu
a) Meute b) Schwarm c) Zug d) Rudel

H. Katze verhält sich zu Hyäne wie Hund zu
a) Walross b) Luchs c) Löwe d) Fischotter

12. Hand-Augen-Koordination

Zeichnen Sie den Weg des Hundes zu seiner Besitzerin mit jener Hand ein, die Sie üblicherweise nicht verwenden würden (z. B. Rechtshänder mit der linken Hand):

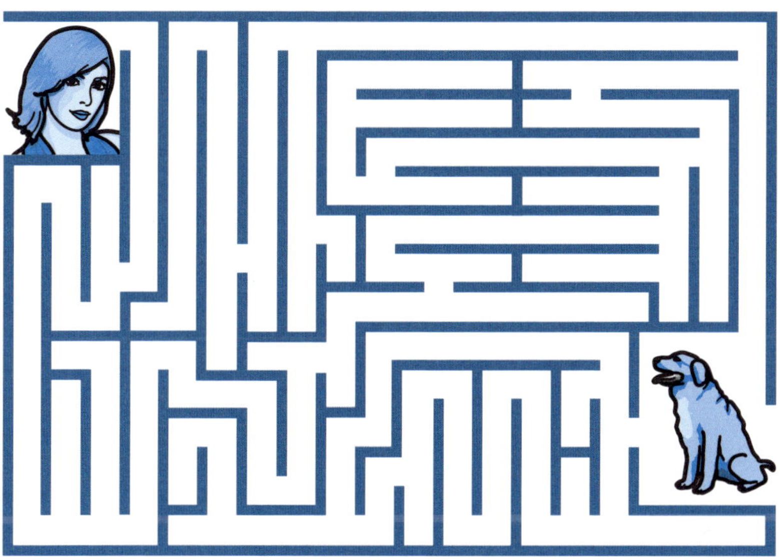

13. Wissen

Welche der 4 Antworten ist richtig?

a) Welches Tier gehört nicht zur Familie der Hunde?
☐ Fuchs ☐ Schakal ☐ Kojote ☐ Hyäne

b) Welche Tage im Jahr werden »Hundstage« genannt?
☐ 23. Mai bis 23. Juni ☐ 23. Juli bis 23. August
☐ 23. Juni bis 23. Juli ☐ 23. August bis 23. September

c) Bei welchem dieser 4 Hunde wurde die höchste Intelligenz festgestellt?
☐ Cocker-Spaniel ☐ Rottweiler
☐ Spitz ☐ Pudel

d) »Da liegt der Hund begraben« bedeutet …
☐ … frag nicht so dumm! ☐ … hier habe ich mein Herz verloren
☐ … hier ruht Rex ☐ … hier ist die Ursache des Übels

e) Was war in Goethes Faust »des Pudels Kern«?
☐ eine Katze ☐ Gretchen ☐ Schiller ☐ Mephisto

f) Von wem stammt das Zitat »Der eigene Hund macht keinen Lärm – er bellt nur«?
☐ Anton Kuh ☐ Joachim Ringelnatz
☐ Kurt Tucholsky ☐ Eugen Roth

g) Wer schrieb den Roman »Wolfsblut«?
☐ Daniel Defoe ☐ Joseph Roth
☐ William Thackeray ☐ Jack London

h) »Auf den Hund gekommen sein« bedeutet …
☐ … verarmt zu sein ☐ … Hundebesitzer geworden zu sein
☐ … Bergarbeiter sein ☐ … Anschluss gefunden zu haben

Lösungen

2. Konzentration
~~MA~~**R**~~D~~**E**~~R~~**H**~~UND~~.

3. Gedächtnis
A – H, B – F, C – I, D – G, E – J.

4. Hunde finden
Als Sylvia die **Box er**bte, stand **Bernhard in Er**wartung daneben. Mit dem **Collie**r aus der Box und einem **Set Ter**rakotta-Vasen fühlte er sich **pudel**wohl, bis ein **spitz**er Gegenstand die Vasen zertrümmerte. Warum hetzte ihm der **Schäfer Hunde** nach? Er hörte Elmos **Bass et**was weiter entfernt und fragte sich, ob El**mo ps**ychische Probleme hatte, als er Arsene Lu**pin scher**zhaft »**Dalmatiner**« nannte.

5. Stimmt – Stimmt nicht

a) Stimmt nicht (sondern die Schweiz). b) Stimmt. c) Stimmt nicht (sondern nur Kurz-, Lang- und Rauhaar). d) Stimmt nicht (sondern bis zu 80 cm). e) Stimmt. f) Stimmt. g) Stimmt. h) Stimmt.

6. Zum Nachdenken

697,5 Euro.

7. Zwischenwörter

Hunde-*Futter*-Trog, Hunde-*Hütten*-Wirt, Hunde-*Knochen*-Bruch, Hunde-*Besitz*-Urkunde, Hunde-*Steuer*-Recht, Hunde-*Rassen*-Unruhe, Hunde-*Leinen*-Hose, Hunde-*Marken*-Sammler.

8. Konzentration

X	**R**	**E**	**N**	**I**	**T**	**A**	**M**	**L**	**A**	**D**	T	Z
S	Y	H	A	V	X	Q	Q	X	G	I	**B**	P
C	B	L	G	C	Y	R	A	Z	Y	**A**	W	Ö
H	**C**	**O**	**L**	**L**	**I**	**E**	Y	C	**S**	L	Y	L
Ä	C	R	Z	**R**	**L**	T	K	**S**	**P**	**O**	**M**	K
F	V	Z	F	**E**	G	Z	**E**	H	**R**	F	X	H
E	N	H	**D**	**H**	R	**T**	J	**E**	Z	X	**R**	N
R	H	**U**	R	**C**	Y	J	**X**	P	H	Y	**E**	V
H	**P**	G	Z	**S**	A	**O**	H	**S**	**P**	**I**	**T**	**Z**
U	J	F	U	**N**	**B**	P	G	Ä	B	R	**T**	C
N	**R**	**E**	**N**	**I**	**D**	**R**	**A**	**H**	**N**	**R**	**E**	**B**
D	K	W	Ö	**P**	Ä	O	V	Z	Y	K	**S**	M

9. Logisches Denken

E (Hund schaut nach rechts, Sechseck ist weiß, kein Fleck am Hinterbein).

10. Buchstaben ergänzen

Der eigene Hund macht keinen Lärm – er bellt nur.

11. Analogien finden

A. Welpe (Jungtier). B. Raubtiere (Hunde gehören zur Überfamilie der Hundeartigen aus der Ordnung der Raubtiere). C. Rüde (männlicher Hund). D. Hütte. E. heulen. F. Isegrim (Märchenname des Wolfs). G. Rudel (Sozialordnung der Wölfe). H. Walross (Hunde und Walrosse sind Hundeartige, Katzen und Hyänen sind Katzenartige).

13. Wissen

a) Hyäne. b) 23. Juli bis 23. August. c) Pudel. d) … hier ist die Ursache des Übels. e) Mephisto. f) Kurt Tucholsky. g) Jack London. h) … verarmt zu sein.

Profi-Tipp: Lernfördernder Rahmen

Um eine gute Lernleistung erbringen zu können, ist es hilfreich, auf bestimmte Rahmenbedingungen zu achten:

1. Arbeitsplatz

- Halten Sie alle für das Lernen erforderlichen Materialien (z. B. Büromaterial) verfügbar.
- Schaffen Sie sich eine Lernumgebung, die Sie in eine Aktivierung mittleren Ausmaßes versetzt, d. h. nicht zu gemütlich (nicht zu bequemer Arbeitsstuhl, ausreichend frische Luft und eine Raumtemperatur, die unter der Behaglichkeitsgrenze liegt), aber auch nicht zu anregend (Lärm, Störungen aller Art, ...).

2. Arbeitszeit

Legen Sie sich für größere Lernaufgaben einen langfristigen Plan zurecht, den Sie in realistische, kleine Schritte einteilen, die das Ausmaß der täglichen Arbeitszeit bestimmen. Bringen Sie den Lernplan gut sichtbar in der Nähe Ihres Lernplatzes an, damit Sie regelmäßig die bereits erbrachten Leistungen mit Ihren Zielen vergleichen können. Beobachten Sie Ihren Biorhythmus, um herauszufinden, zu welcher Tageszeit Sie am leistungsfähigsten sind. Tiefpunkte der Leistungsfähigkeit liegen häufig in der Zeit zwischen 14 und 15 Uhr am Nachmittag und zwischen 2 und 4 Uhr morgens. Vermeiden Sie Lernhemmungen, indem Sie Ihre **Pausen** entsprechend gestalten:

- Nach etwa 30-minütigem Lernen 5-minütige Pausen, in denen Sie sich bewegen, Körperübungen machen.
- Nach spätestens 2 Stunden: 15 bis 20 Minuten Pause, in der Sie etwas trinken, Bewegungsübungen machen.
- Nach spätestens 4 Stunden: eine Erholungspause von 1 bis 2 Stunden, in denen Sie essen, schlafen.

Wichtig ist, dass sich das, was Sie in der Pause tun, möglichst stark von dem unterscheidet, was Sie in der Lernphase getan haben, d. h. wenn Sie in der Lernphase gelesen haben, dann ist Zeitung lesen in der Pause nicht angeraten. Gymnastik oder alltägliche Verrichtungen (Blumen gießen, Schuhe putzen, Geschirrspülmaschine ausräumen, ...) eignen sich besser für Pausenaktivitäten als sehr angenehme Tätigkeiten, nach denen die Rückkehr zum Lernen schwer fällt.

Gut eingespielte Lerngewohnheiten, eine unterstützende Lernumgebung und ein passender Lernrhythmus schaffen optimale Voraussetzungen für ein erfolgreiches Lernen.

10. Wasser

1. Merkaufgabe

Schraffieren Sie bitte zunächst 2 weitere Sechsecke (oder malen Sie sie an) und prägen Sie sich dann die Lage der 9 Sechsecke in dieser schmelzenden Schneeflocke gut ein:

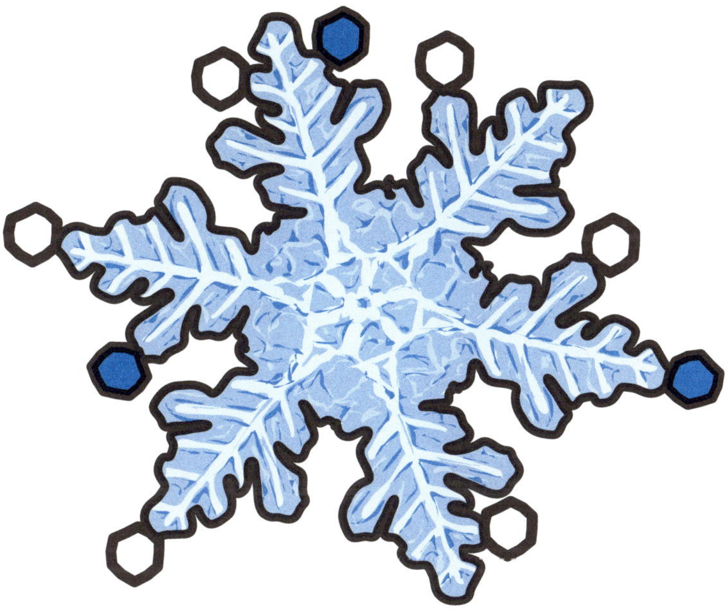

2. Anagramme

Bringen Sie die Buchstaben der Gewässer in die richtige Reihenfolge:

EMRE	____________	AENZO	____________
HICET	____________	UTESASE	____________
PLÜTEM	____________	CABH	____________

3. Zum Nachdenken

Sie haben Mineralwasser in 1-Liter- und in 0,75-Liter-Flaschen zu Hause, benötigen für ein spezielles Kochrezept aber genau einen halben Liter.

Wie können Sie das Problem ohne Messbecher lösen, wenn sie nur eine leere 1-Liter-Flasche zur Verfügung haben?

____

____

4. Gedächtnis (zu 1. Merkaufgabe)

Ergänzen Sie nun an der Schneeflocke alle 9 Sechsecke und schraffieren Sie die richtigen 5:

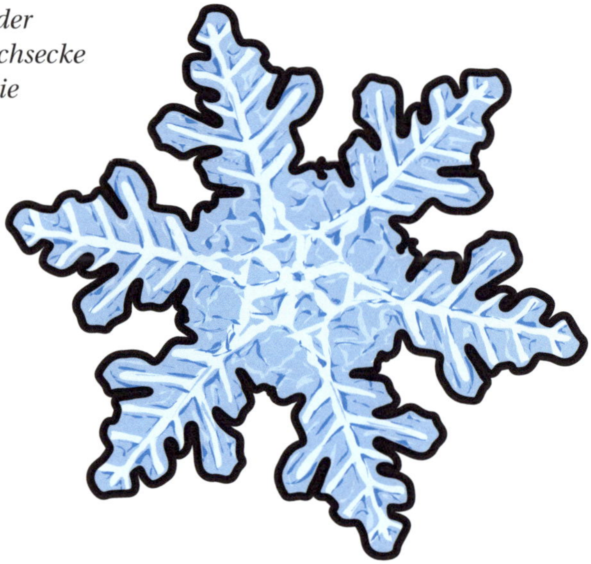

5. Sprichwörtliche Redensarten finden

Finden Sie mindestens 5 sprichwörtliche Redensarten, in denen das Wort **WASSER** *vorkommt:*

____

____

____

____

(Zum Beispiel: Das Wasser steht jemandem bis zum Hals.)

6. Stimmt – Stimmt nicht

Bitte kreuzen Sie an, ob eine Aussage stimmt oder nicht:

a) Der menschliche Körper besteht zu 90 % aus Wasser.
☐ Stimmt ☐ Stimmt nicht

b) Die chemische Formel des Wassers ist HO_2.
☐ Stimmt ☐ Stimmt nicht

c) Wasser verdampft auf 6000 Meter Höhe schneller als auf 1000 Meter.
☐ Stimmt ☐ Stimmt nicht

d) Zur Messung der Luftfeuchtigkeit wird ein Barometer verwendet.
☐ Stimmt ☐ Stimmt nicht

e) 72 % der Erdoberfläche sind von Wasser bedeckt.
☐ Stimmt ☐ Stimmt nicht

f) 97,2 % der gesamten Wassermenge auf der Erde sind Salzwasser.
☐ Stimmt ☐ Stimmt nicht

g) Auf Meeresniveau beginnt Wasser bei 95 °Celsius zu kochen.
☐ Stimmt ☐ Stimmt nicht

7. Buchstaben ergänzen

Vervollständigen Sie das Zitat von Thales von Milet (um 625–545 v. Chr.). Jeder Strich entspricht einem Buchstaben:

D__s P__i__zip al__e__ Di__g__ i__t W__s__er; __us __as__er is__ __ll__s, un__ i__s __as__e__ ke__r__ a__le__ __ur__ck.

8. Mit Zahlensymbolen rechnen

Welche Ziffer müssen Sie statt eines Buchstaben einsetzen, damit die Rechnung stimmt? Gleiche Buchstaben stehen für gleiche Ziffern:

ME	:	E	=	R
+		x		+
E	–	M	=	M
MA	:	E	=	S

9. Endwörter

Welches Wort müssen Sie rechts einsetzen, damit sich 4 sinnvolle zusammengesetzte Hauptworte ergeben?

Beispiel:	*Apfel*	*Obst*	*Nadel*	*Laub* ______
(Lösung: Baum)				
Wasser	Öl	Husten	Regen	______
Salz	Regen	Abwasch	Meer	______
Voll	Dampf	Öl	Heil	______
Schnee	Sommer	Eis	Geld	______
Eis	Schnitt	Wiesen	Seiden	______

10. Hand-Augen-Koordination

Welchen Regler müssen Sie betätigen, um das Wasser abzudrehen? Verwenden Sie zum Nachziehen der Linien jene Hand, die Sie üblicherweise nicht dazu verwenden würden, und tragen Sie den entsprechenden Buchstaben in das Kästchen rechts neben dem Wasserhahn ein:

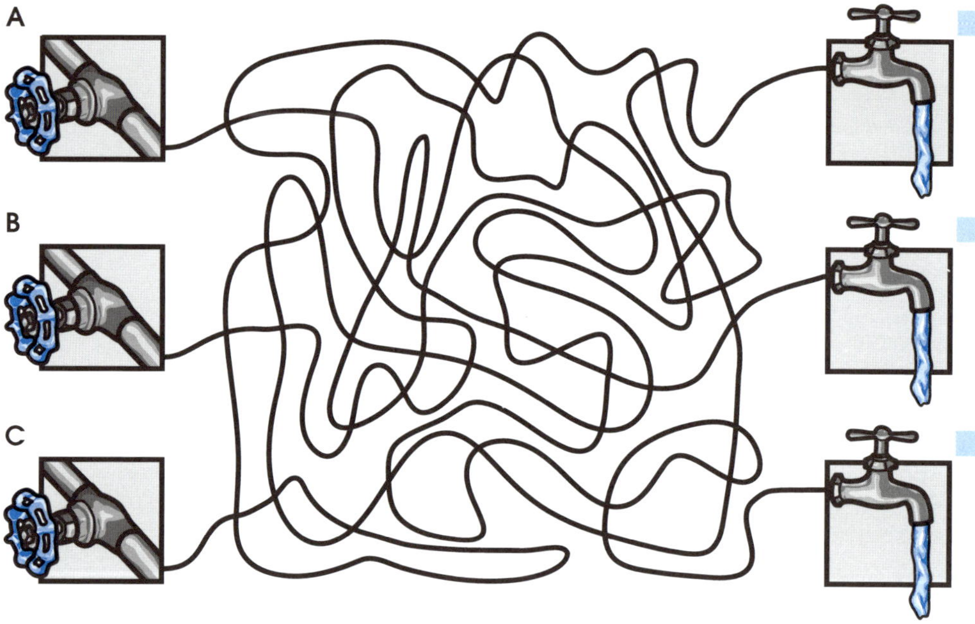

11. Kreativität

a) *Finden Sie jeweils einen zweiten Satz, der sich auf den ersten reimt:*

Im Wasser stand er ohne Flossen

____

Den Weg fand er im Nebel nicht

____

b) *Finden Sie jeweils einen ersten Satz, auf den sich der zweite reimt:*

____

Der Regenschirm, der lag zu Haus.

____

Wie kommt das Salz wohl in das Meer?

12. Bilderrätsel

Das linke und rechte Bild ergeben ein zusammengesetztes Hauptwort:

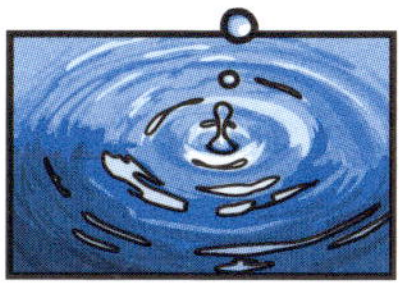 + 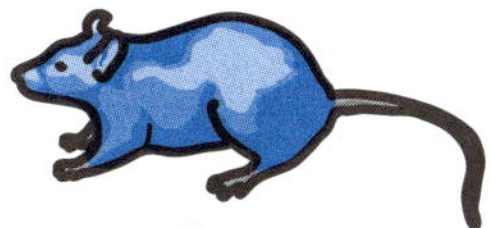 = ____________________

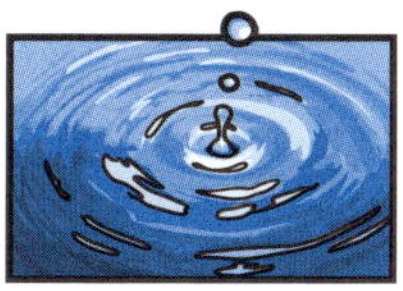 + 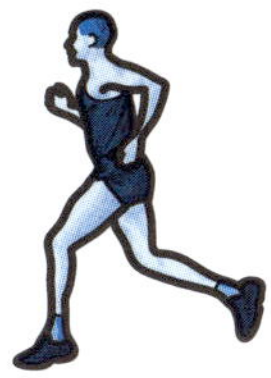 = ____________________

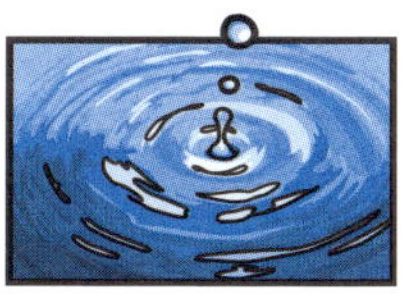 + 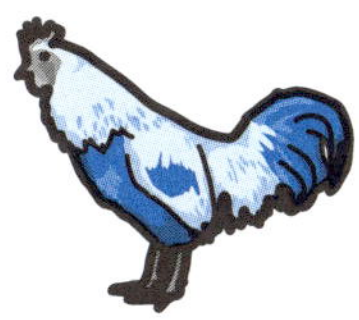 = ____________________

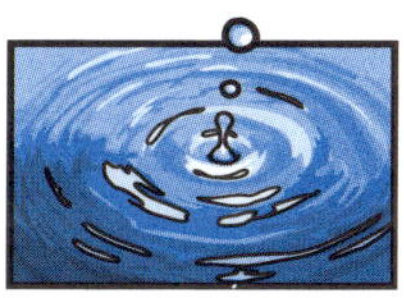 + 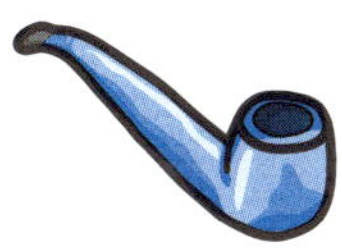 = ____________________

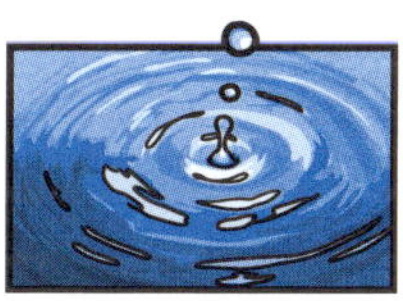 + 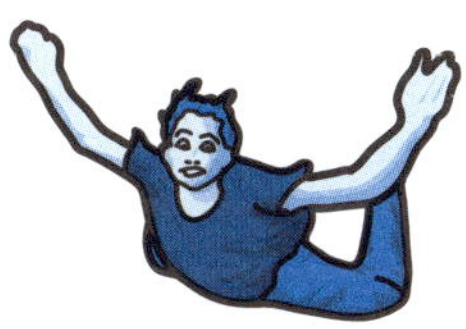 = ____________________

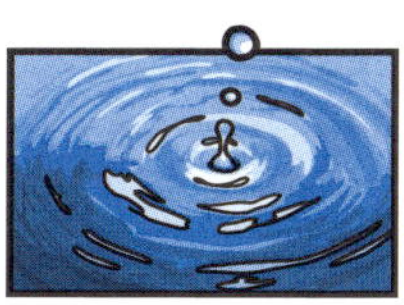 + 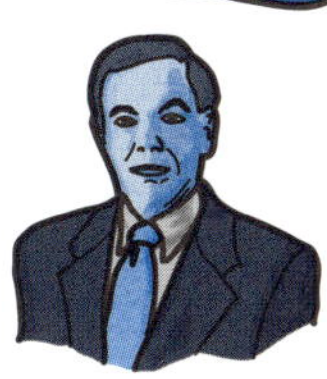 = ____________________

13. Zum Rechnen

Ein Inuit kann sich vor dem Angriff eines Eisbären auf eine Eisscholle retten, die auf das offene Meer hinaustreibt und langsam schmilzt. Die Eisscholle wiegt 1,8 Tonnen. Pro Tag schmelzen davon 75 Kilogramm weg. Um diesen Inuit tragen zu können, muss die Eisscholle eine bestimmte Mindestdicke aufweisen, die einer Eisschollenmasse von 1200 Kilogramm entspricht. Drei Tage, bevor er durch die Eisscholle brechen würde, wird der Inuit von Stammesangehörigen gefunden und gerettet. Am wievielten Tag nach dem Angriff des Eisbären geschieht das?

____

14. Wissen

Eine der 4 Antworten stimmt. Welche?

a) Wie wird im Straßenverkehr das Aufschwimmen eines Fahrzeugs auf einer Wasserschicht genannt?
- Aquaristik
- Aquaplaning
- Aquarell
- Aquatik

b) Welche Zeitspanne entspricht dem Sternzeichen »Wassermann«?
- 22. 12. – 20. 1.
- 23. 11. – 21. 12.
- 20. 2. – 20. 3.
- 21. 1. – 19. 2.

c) Wie heißt der größte Süßwassersee der Erde?
- Oberer See
- Kaspisches Meer
- Baikalsee
- Titicacasee

d) Wie wird die Reinigung von Wasser durch Verdampfen und Abkühlen genannt?
- kondensieren
- pasteurisieren
- filtrieren
- destillieren

e) Was entsteht, wenn man Wasser mittels Strom in seine Bestandteile zerlegt?
- Lachgas
- Knallgas
- Erdgas
- Tränengas

f) Welche dieser Erkrankungen hängt nicht mit verunreinigtem Wasser zusammen?
- Amöbenruhr
- Cholera
- Typhus
- Beriberi

g) Wer konstruierte die erste verwendbare Dampfmaschine?
- Thomas Newcomen
- Matthew Boulton
- James Watt
- Oliver Evans

h) Wie wird die Wissenschaft von Binnengewässern genannt?
- Ökologie
- Ozeanologie
- Hydrologie
- Limnologie

i) Wie wird eine heiße Quelle genannt, die ihr Wasser in Abständen springbrunnenartig ausstößt?
- Therme
- Dampfon
- Geysir
- Wesir

Lösungen

2. Anagramme

Meer, Teich, Tümpel, Ozean, Stausee, Bach.

3. Zum Nachdenken

0,75 l in die 1-Liter-Flasche gießen und die 1-Liter-Flasche mit einer weiteren 0,75-Liter-Flasche auffüllen, dann bleibt genau ein halber Liter in der 0,75-Liter-Flasche zurück.

5. Sprichwörtliche Redensarten finden

Weitere Lösungen sind z. B.: Bis dahin läuft noch viel Wasser den Berg hinunter. Wasser ins Meer tragen. Wasser in ein Sieb schöpfen. Einem das Wasser abgraben. Das ist Wasser auf seine Mühle. Ein stilles Wasser sein. Kein Wässerchen trüben können. Einem das Wasser nicht reichen können. Es wird überall nur mit Wasser gekocht. Wasser predigen und Wein trinken. Ins Wasser fallen. Sich über Wasser halten. Mit allen Wassern gewaschen sein.

6. Stimmt – Stimmt nicht

a) Stimmt nicht (60 %). b) Stimmt nicht (H_2O). c) Stimmt. d) Stimmt nicht (Hygrometer). e) Stimmt. f) Stimmt. g) Stimmt nicht (100 °C).

7. Buchstaben ergänzen

Das Prinzip aller Dinge ist Wasser; aus Wasser ist alles, und ins Wasser kehrt alles zurück.

8. Mit Zahlensymbolen rechnen

12	:	2	=	6
+		x		+
2	–	1	=	1
14	:	2	=	7

9. Endwörter

Tropfen, Wasser, Bad, Regen, Blumen.

10. Konzentration

Von oben nach unten: A, C, B.

12. Bilderrätsel

Wasserratte, -läufer, -hahn, -pfeife, -fall, -mann.

13. Zum Rechnen

Am fünften Tag.

14. Wissen

a) Aquaplaning. b) 21. 1. – 19. 2. c) Baikalsee (enthält 20 % des auf der Erde vorkommenden Süßwassers). d) destillieren. e) Knallgas, ein Gemisch von Wasserstoff und Sauerstoff im Verhältnis 2 : 1, explodiert bei Entzündung, bildet sich bei der Elektrolyse. Ein Knallgas-Gebläse mit einer bis zu 3300 °C heißen Stichflamme wird zum Schmelzen (von Platin, Tonerde, Quarz), Löten und Schweißen benutzt. f) Beriberi ist eine Vitamin-B1-Mangelerkrankung.
g) Thomas Newcomen im Jahr 1712. Sie diente zum Abpumpen von Wasser in einem Bergwerk. James Watt verbesserte 1769 den Wirkungsgrad der Dampfmaschinen erheblich. Sein kaufmännischer Teilhaber war Matthew Boulton.
Die erste Hochdruckdampfmaschine konstruierte Oliver Evans im Jahr 1784.
h) Limnologie. i) Geysir.

Profi-Tipp: Richtig üben

Verteiltes Üben ist wesentlich effizienter als geballtes. Hinzu kommt, dass Sie durch einfaches Wiederholen im Sinne von bloßem Durchlesen oder Hören äußerst wenig Informationen speichern können. Wiederholungen sind besonders wirksam, wenn Sie das Lernmaterial aktiv bearbeiten und dadurch fester im Gedächtnis verankern.

Indem Sie die Informationen, die Sie sich merken wollen, neu ordnen, mit bereits gelernten Inhalten verknüpfen oder auf die wichtigsten Fakten reduzieren, vermehren Sie die Anknüpfungspunkte, mit deren Hilfe Sie die Informationen bei Bedarf aus dem Gedächtnis abrufen können:

- Notieren Sie die fünf wichtigsten Informationen eines Kapitels.
- Erfinden Sie neue Überschriften und Zwischentitel.
- Zeichnen Sie zusammenfassende Skizzen.
- Suchen Sie nach Beispielen, Belegen, Anwendungen. Denken Sie sich ein Experiment aus, wie Sie die Fakten überprüfen könnten, die Sie gerade gelernt haben.
- Denken Sie sich bildhafte Vorstellungen und Analogien aus.
- Vergleichen Sie die Inhalte des Textes mit einem anderen Text ähnlichen Inhalts.

Ein sehr wirkungsvolles Mittel zum Vertiefen der Informationsverarbeitung sind Fragen: Sobald Sie einen Abschnitt des Lernstoffes wiederholt haben, stellen Sie sich Fragen dazu und beantworten Sie diese laut. Es kann auch sehr unterstützend sein, jemandem zu erzählen, was Sie gelernt haben, und sich Fragen stellen zu lassen.

W. Metzig & M. Schuster (2003) empfehlen überdies, aus einem Text, den Sie sich merken wollen, Stichworte herauszusuchen und danach den Text anhand dieser Stichwortliste in freier Rede wiederzugeben.

Es ist überdies ratsam, Texte, die Sie sich merken wollen, aus verschiedenen Blickwinkeln (Leseperspektiven) zu lesen und sich dadurch die Inhalte aus mehreren Richtungen zu erschließen.

Und so erhöhen Sie die subjektive Bedeutsamkeit der Informationen, die Sie sich merken wollen:

- Schreiben Sie heraus, was einen Freund interessieren könnte.
- Überlegen Sie sich, welchen persönlichen Nutzen Sie daraus ziehen könnten.
- Denken Sie sich Fragen dazu aus, die ein Kollege wahrscheinlich nicht beantworten kann.
- Suchen Sie Gegenargumente.

11. Pflanzen

1. Anagramme

Bringen Sie die Buchstaben der Worte des folgenden Gedichts von Theodor Fontane in die richtige Reihenfolge:

Ma Wadesasulem rämtut edi Höref, ______________________

Ma Mihelm eßewi Welkcöhn urn, ______________________

Se sit os sillt, assd cih ise öreh, ______________________

Edi feite Sillet erd Tranu. ______________________

Rigsn Snoensenhicn afu Wesi' nud Weeng, ______________________

Edi Pfiwel mustm, ekin Fültchen chaw, ______________________

Nud ocdh se lingkt las röstm' ine Gerne ______________________

Elis tnenöd ufa asd Baterdätlch. ______________________

2. Merkaufgabe

Prägen Sie sich das Gedicht so gut wie möglich ein.

3. Zum Nachdenken

Eine Seerosenart verdoppelt in 62 Tagen ihre Fläche. Einen Teich bestimmter Größe bedeckt sie nach 1116 Tagen zur Gänze. Wie lange brauchen 2 Seerosen dieser Art, um den gleichen Teich halb zu bedecken?

____

4. Stimmt – Stimmt nicht

Welche Aussage stimmt und welche nicht?

a) Pilze sind Pflanzen.
☐ Stimmt ☐ Stimmt nicht

b) In der Photosynthese wird Wasser mittels Licht in Sauerstoff umgewandelt.
☐ Stimmt ☐ Stimmt nicht

c) Die Mistel ist ein Vollschmarotzer.
☐ Stimmt ☐ Stimmt nicht

d) Die Kokosnuss ist eine Palmfrucht.
☐ Stimmt ☐ Stimmt nicht

e) Die Walnuss ist nach dem gleichnamigen Meeressäugetier benannt.
☐ Stimmt ☐ Stimmt nicht

f) Cayennepfeffer ist Pfeffer aus Cayenne.
☐ Stimmt ☐ Stimmt nicht

g) Bären fressen gerne Bärlauch.
☐ Stimmt ☐ Stimmt nicht

h) Der Gingkobaum ist 270 Millionen Jahre alt.
☐ Stimmt ☐ Stimmt nicht

5. Gedächtnis (zu 2. Merkaufgabe)

Ergänzen Sie nun die fehlenden Teile des Gedichts:

Am ____________ träumt die ____________,
Am ____________ weiße ____________ nur,
________ ist ________ still, dass ich ____________ ____________,
Die ____________ Stille der ____________.
____________ Sonnenschein ________ Wies' und ____________,
Die ____________ ____________, kein ____________ wach,
Und ____________ es klingt ____________ ström' ein ____________
Leis ____________ auf ________ Blätterdach.

6. Logisches Denken

Welche Blume passt nicht dazu?

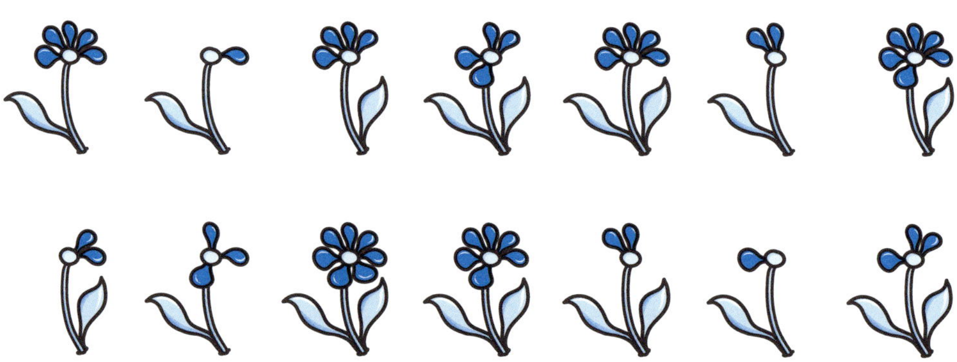

7. Konzentration

Finden Sie die im Buchstaben-Wirrwarr versteckten 12 exotischen Nutzpflanzen waagrecht und senkrecht, vorwärts und rückwärts heraus:

Q	C	X	B	B	D	F	K	D	R	F	Ü	Ä
W	G	R	A	N	A	T	A	P	F	E	L	L
S	V	C	N	J	V	S	F	F	T	I	Ö	Ö
X	W	V	A	N	O	R	F	G	W	G	L	Ü
L	R	B	N	M	C	T	E	H	R	E	K	P
I	T	N	E	K	A	W	E	J	T	S	N	O
T	Z	O	C	L	D	Q	X	K	A	K	I	Z
S	C	G	F	Ö	O	Y	C	J	Y	X	W	T
C	V	N	G	S	A	N	A	N	A	C	I	Z
H	B	A	H	Ä	L	Ö	Ä	Ä	P	V	K	H
I	X	M	A	R	A	C	U	J	A	C	S	G
Y	X	C	V	B	N	P	L	Ö	P	Ö	Ä	B

8. Merkaufgabe

Prägen Sie sich die Route dieses Waldspaziergangs gut ein, indem Sie sie mehrmals mit einem Stift nachzeichnen:

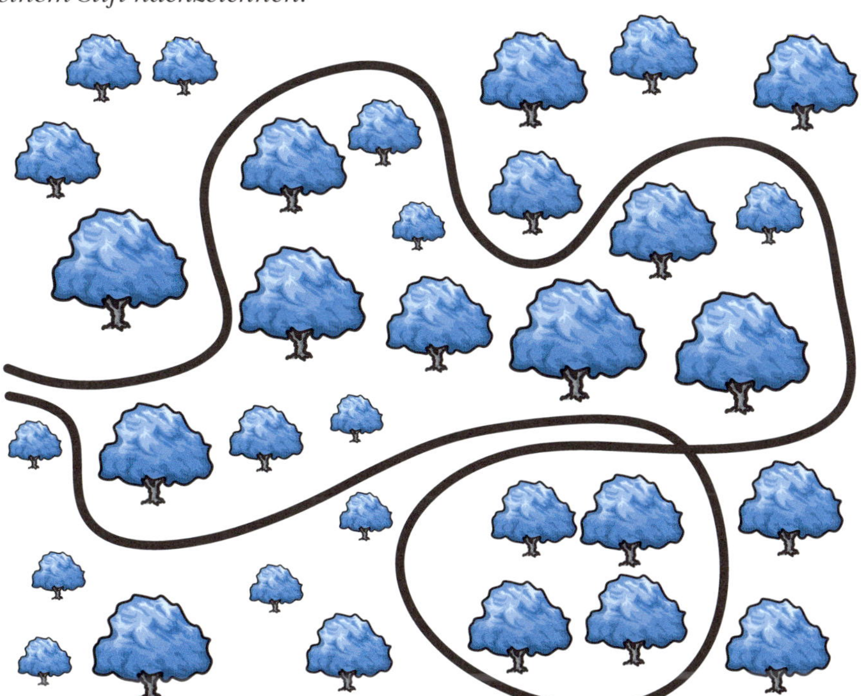

9. Gedächtnis (zu 8. Merkaufgabe)

Ergänzen Sie nun den Weg:

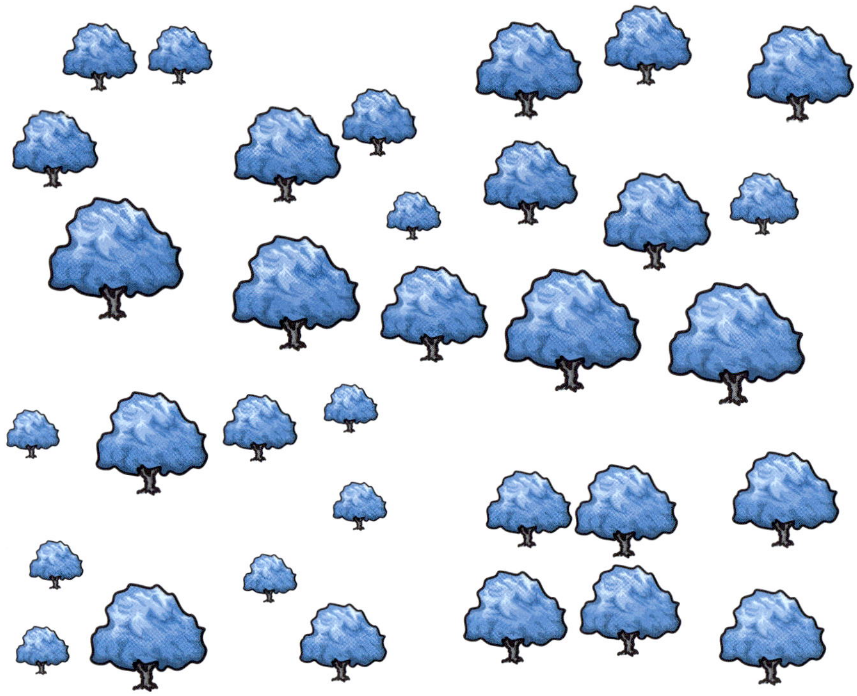

10. Buchstabenquadrat

Ergänzen Sie die fehlenden 4 Buchstaben, damit sich von links nach rechts und von oben nach unten sinnvolle deutsche Worte ergeben:

R	E	B	E
U			R
H			L
E	U	L	E

11. Wissen

Welche der 4 Antworten stimmt?

a) Welche Pflanze verwendeten die Ägypter in der Antike zur Herstellung einer Art von Papier?
- ☐ Paprika
- ☐ Nilranke
- ☐ Papyrus-Staude
- ☐ Taubnessel

b) Zu welcher Pflanzenfamilie gehört die Gurke?
- ☐ Kaperngewächse
- ☐ Malvengewächse
- ☐ Veilchengewächse
- ☐ Kürbisgewächse

c) Welcher Baum ist auf der Staatsflagge des Libanon abgebildet?
- Eiche
- Zeder
- Zypresse
- Kiefer

d) Wer schrieb den Roman »Bitte, lasst die Blumen leben«?
- Johannes Mario Simmel
- Paul Flora
- Günter Grass
- Klaus Theo Gärtner

e) Zu welcher Pflanzenfamilie gehört die Rosskastanie?
- Seifenbaumgewächse
- Ölbaumgewächse
- Buchengewächse
- Steigbügelgewächse

f) Was ist ein »Herbizid«?
- Ausrottung aller Pflanzen
- Unkrautbekämpfungsmittel
- Kräutertinktur
- Insektenbekämpfungsmittel

g) Zu welcher Pflanzenfamilie gehört der Frauenschuh?
- Sauergras
- Lilie
- Pantoffel
- Orchidee

12. Endwörter

Welches Wort müssen Sie rechts einsetzen, damit sich 4 sinnvolle zusammengesetzte Hauptworte ergeben?

Dattel	Kokos	Fächer	Zimmer	________
Erd	Brom	Stachel	Maul	________
Lorbeer	Revolver	Säge	Schulter	________
Mohn	Glocken	Sonnen	Korn	________
Stroh	Gras	Trink	Schachtel	________
See	Gürtel	Teich	Hecken	________

13. Zum Nachdenken

Welche Zahl fehlt?

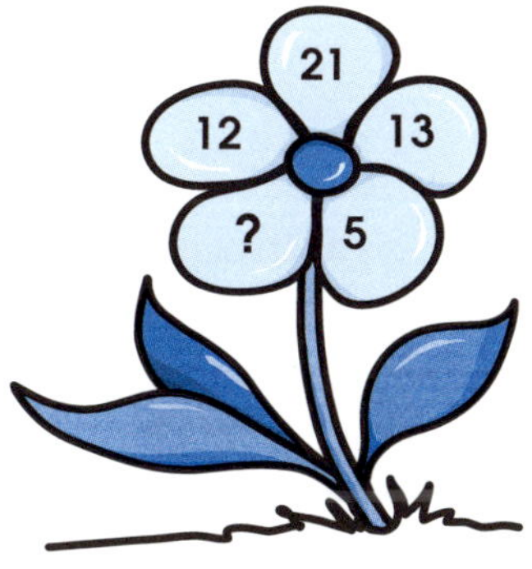

14. Kreativität

Führen Sie die folgende Geschichte weiter und zu einem Ende:

Es war einmal eine Erbse, die in einer durch und durch bunten Gegend lebte. Gemeinsam mit ihren Freunden, einer Tomate, einem Maiskorn und einer Heidelbeere, streifte sie jeden Tag ziellos herum. Eines Tages – sie ruhten sich gerade am Wasser aus –, da fiel auf einmal eine Zitrone vom Himmel. Am meisten erschrak das Maiskorn, …

Lösungen

1. Anagramme
Am Waldessaume träumt die Föhre,
Am Himmel weiße Wölkchen nur,
Es ist so still, dass ich sie höre,
Die tiefe Stille der Natur.
Rings Sonnenschein auf Wies' und Wegen,
Die Wipfel stumm, kein Lüftchen wach,
Und doch es klingt als ström' ein Regen
Leis tönend auf das Blätterdach.

3. Zum Nachdenken
1116 – 2 x 62 = 992 Tage.

4. Stimmt – Stimmt nicht
a) Stimmt nicht (sondern ein eigenes Organismenreich). b) Stimmt. c) Stimmt nicht (sondern ein Halbschmarotzer, denn sie hat die eigene Photosynthese nicht eingestellt). d) Stimmt. e) Stimmt nicht. f) Stimmt nicht (denn Cayennepfeffer ist kein Pfeffer, sondern wird aus der Chilischote gewonnen).
g) Stimmt (Der botanische Artname »ursinum« bedeutet »von Bären verzehrt«.).
h) Stimmt (Er entwickelte sich im Erdzeitalter des Perm.).

6. Logisches Denken

Blatt rechts: eine gerade Anzahl von Blütenblättern.
Blatt links: eine ungerade Anzahl von Blütenblättern.
Zwei Blätter: eine gerade oder ungerade Anzahl von Blütenblättern.
Daher passt das vorletzte Bild in der ersten Zeile nicht dazu.

7. Konzentration

Q	C	X	**B**	B	D	F	**K**	D	R	**F**	Ü	Ä
W	**G**	**R**	**A**	**N**	**A**	**T**	**A**	**P**	**F**	**E**	**L**	L
S	V	C	**N**	J	**V**	S	**F**	F	T	**I**	Ö	Ö
X	W	V	**A**	N	**O**	R	**F**	G	W	**G**	L	Ü
L	R	B	**N**	M	**C**	T	**E**	H	R	**E**	K	P
I	T	N	**E**	K	**A**	W	**E**	J	T	S	N	O
T	Z	**O**	C	L	**D**	Q	X	**K**	**A**	**K**	**I**	Z
S	C	**G**	F	Ö	**O**	Y	C	J	**Y**	X	**W**	T
C	V	**N**	G	**S**	**A**	**N**	**A**	**N**	**A**	C	**I**	Z
H	B	**A**	H	Ä	L	Ö	Ä	Ä	**P**	V	**K**	H
I	X	**M**	**A**	**R**	**A**	**C**	**U**	**J**	**A**	C	S	G
Y	X	C	V	B	N	P	L	Ö	**P**	Ö	Ä	B

10. Buchstabenquadrat

R E B E
U F E R
H E I L
E U L E

11. Wissen

a) Papyrus-Staude.
b) Kürbisgewächse.
c) Zeder.
d) Johannes Mario Simmel.
e) Seifenbaumgewächse (während die Edelkastanie zu den Buchengewächsen gehört).
f) Unkrautbekämpfungsmittel.
g) Orchidee.

12. Endwörter

Palme, Beere, Blatt, Blume, Halm, Rose.

13. Zum Nachdenken

? = 2 = B, 12 = L, 21 = U, 13 = M, 5 = E: Die Zahlen stehen für das Wort BLUME.

Profi-Tipp: Lernen lernen

Eine gute Gedächtnisleistung hängt entscheidend von der Fertigkeit ab, effizient lernen zu können. Je »besser« eine Information in das Gehirn eingespeichert wird, umso leichter fällt es, diese Information abzurufen. Wie eine Information »besser« gespeichert werden kann, davon haben Lernende unterschiedliche Auffassungen. Dieses Wissen über Strategien zum besseren Speichern von Informationen wird Metagedächtnis genannt. Das Metagedächtnis kann ziemlich leer sein und vielleicht bloß die Anweisung enthalten, eine Information, die man behalten möchte, möglichst oft zu wiederholen. Es kann aber auch sehr gut gefüllt sein mit praktischen Anleitungen, welche Lerntechnik für welchen Lernstoff geeignet ist und wie man sie anwendet. Lerntechniken können sich auf komplizierte Sachverhalte, wie zum Beispiel Lehrbücher, beziehen, deren Inhalt im Langzeitgedächtnis verankert werden soll, sie können aber auch dann zum Einsatz kommen, wenn man sich »nur« einen Namen zu einem Gesicht merken möchte.

Lernen kann man lernen. Oder, mit anderen Worten: Die Gedächtnisleistung lässt sich durch geeignetes Lernverhalten erheblich steigern. Das gilt für alle Altersgruppen (und ganz besonders für professionelle Gedächtniskünstler!).

- Wenn Sie es mit Texten zu tun haben, deren Inhalt Sie sich merken wollen, dann empfiehlt es sich, diese Texte auf das Wesentliche zu reduzieren und die wesentlichen Informationen in eine leicht merkbare Form zu bringen (z. B. mit der PQRST-Methode).
- Geht es Ihnen aber darum, sich Fakten (wie zum Beispiel eine Einkaufsliste) einzuprägen, dann kann eine Lerntechnik zur Anwendung kommen, bei der Sie die Fakten mit Zusatzinformationen anreichern (z. B. mit der Loci-, Geschichten-, Kennwort- oder Schlüsselwort-Technik, mit der Netzplantechnik oder mit Mind Mapping) und dadurch leichter speichern.

Manchmal reicht es eben nicht, das Notizbuch zu bemühen, um eine Information vor dem Vergessen zu bewahren. Manchmal muss man sich der Leistungsfähigkeit des eigenen Gehirns anvertrauen. Und dann kann es sehr hilfreich sein, ein oder mehrere funktionierende Gedächtnis-Instrumente zur Verfügung zu haben, auf die man sich verlassen kann. Lerntechniken sind konkrete und brauchbare Werkzeuge zur Verbesserung der Gedächtnisleistung. Es lohnt sich, einige zu kennen und anwenden zu können.

12. Wale

Viel Vergnügen mit einem weiteren »umgestülpten« Training!

Merkaufgabe: Lösungen zu 9. Wissen

a) Pottwale können bis zu 2 Stunden tauchen. Meist aber bleiben sie nur etwa 45 Minuten unter Wasser.
b) 1986 beschloss die IWC (Internationale Walfang-Kommission) das Walfang-Moratorium, das den Walfang zu kommerziellen Zwecken untersagte. Es sollte zunächst bis 1990 gelten, wurde aber verlängert und gilt noch heute.
c) Die Delfine gehören zu den Zahnwalen. Es gibt viele verschiedene Arten, von denen der Große Tümmler besonders durch die Fernsehserie »Flipper« sehr bekannt wurde.
d) Ein Blauwal kann bis zu dreißig Meter lang werden und 150 Tonnen wiegen.
e) Im Unterschied zu Blau-, Pott- und Buckelwal gilt der Gemeine Delfin nicht als gefährdete Tierart.
f) Lebertran ist ein Öl, das aus der Leber von Kabeljau, Dorsch oder Hai (nicht aber Wal!) gepresst oder durch Erwärmen gewonnen wird. Er besteht aus leicht verdaulichem Fett, enthält Jod, Phosphor, Vitamin A und D.
g) Angriffe auf andere Wale und Seehunde haben dem Orca den Spitznamen »Killerwal« eingebracht.
h) »Moby Dick oder Der Wal« ist der Titel eines 1851 veröffentlichten Romans von Herman Melville.
i) Walrat ist eine helle, wachsähnliche Substanz, die im Kopf von Pottwalen enthalten ist. Die Kopfhöhlen eines Pottwals enthalten rund zwei Tonnen dieser Substanz. Walrat ist bei Temperaturen über 30 °C flüssig, darunter fest. Im festen Zustand hat es eine höhere Dichte als im flüssigen Zustand. Man vermutet, dass Pottwale durch Erwärmung und Abkühlung des Walrats ihr spezifisches Gewicht verändern können, um so ohne große Kraftanstrengung in große Tiefen tauchen bzw. wieder auftauchen zu können.
j) Beim Walfang werden heute Explosionsharpunen verwendet. Die Geschosse dringen 30 Zentimeter tief in den Körper des Wals ein, worauf eine Sprengladung an der Spitze detoniert. Durch die Druckwirkung der Explosion soll der Wal eigentlich schmerzlos getötet werden. Doch diese Methode schlägt häufig fehl, sodass weitere Sprengharpunen oder Gewehrkugeln in den Leib des Wals geschossen werden müssen, um den Todeskampf zu beenden.

1. Zum Nachdenken

Ein Buckelwal verlässt am 27. September 2007 die Gewässer vor Anchorage und wird erst am ______________________ wieder dort gesichtet.
Wie viele Kalendertage liegen zwischen dem 27. September und dem ______________________?
Antwort: 160.

2. Worte finden

Mit den Buchstaben welchen Hauptwortes wurden die folgenden Worte gebildet?

a) Au, Bau, Wall, All, Aula

Antwort: ______________________

b) nie, dein, fein, elf

Antwort: ______________________

c) Lasche, Los, Wanze, Fass

Antwort: ______________________

d) Hupe, pur, Heu, an, Hure, neu

Antwort: ______________________

e) Wille, Keil, Kralle, Rille

Antwort: ______________________

f) Lage, Bau, Gau, Auge, Lauge

Antwort: ______________________

3. Stimmt – Stimmt nicht

Ergänzen Sie die Aussage so, dass die Antwort stimmt:

a) Bartenwale verdanken ihren ______________________ dem üppigen Bartwuchs.
☐ Stimmt ✓ Stimmt nicht

b) Wale sind wechselwarm wie ______________________
☐ Stimmt ✓ Stimmt nicht

c) Wale sind neben den ______________________ die einzigen völlig an das Leben im Wasser angepassten Säugetiere.
✓ Stimmt ☐ Stimmt nicht

d) Alle Wale gebären lebende ______________________.
✓ Stimmt Stimmt nicht

e) Wale können unter ______________________ atmen.
Stimmt ✓ Stimmt nicht

f) Wale könnten auch an ______________________ überleben, weil sie durch Lungen atmen.
Stimmt ✓ Stimmt nicht

g) Ein Delfin-Junges wird mit der ______________________ -Flosse voran geboren, damit es nicht gleich bei der Geburt ertrinkt.
✓ Stimmt Stimmt nicht

4. Konzentration

Einige der folgenden Buchstaben sind durchgestrichen. Warum gerade diese?

GJ~~KG~~N~~L~~PR~~U~~TZ~~WQA~~SDO~~E~~I~~WLK~~P~~L~~NMDHFJR~~KE~~I~~G~~HSND
TR~~UE~~I~~KG~~HSN~~ELWB~~S~~UG~~HD~~E~~DGDJ~~E~~H~~A~~GVDHZ~~EAKA~~NDJ
D~~EK~~ND~~U~~RZZII~~A~~HDJ~~EK~~SNDJ~~A~~MDJ~~AK~~DH~~AKE~~HJ~~A~~JDH~~A~~JI
XNSJDDJNFHJS~~K~~SNIH~~AK~~DHJ~~A~~JD~~BA~~NMS~~A~~JD~~KA~~JHDJNI
JD~~KA~~HDJ~~EUA~~JXNSJD~~KA~~J~~WKQ~~J~~EK~~R~~UAKGL~~S~~WKE~~IRH~~A~~J
NDH~~EKAL~~DJDR~~LAK~~DJH~~KE~~JDHJD~~KU~~D~~ELG~~D~~KLE~~O~~E~~JD~~LE~~

5. Anfangswörter

Welche drei Worte können Sie rechts einsetzen, damit sich zusammen mit dem ersten Wort drei weitere sinnvolle zusammengesetzte Hauptworte ergeben?
Beispiel: Apfel-Baum ______________ ______________ ______________
(mögliche weitere Lösungen: Apfel-Kuchen, Apfel-Essig, Apfel-Strudel)

a) Blau -Wal ______________ ______________ ______________
b) Schwert -Wal ______________ ______________ ______________
c) Grau -Wal ______________ ______________ ______________
d) Zwerg -Wal ______________ ______________ ______________
e) Enten -Wal ______________ ______________ ______________
f) Zahn -Wal ______________ ______________ ______________

6. Zum Rechnen

a) Wenn ein Blauwal pro Tag 2400 Kilogramm Krill vertilgt, wie viele Tonnen Krill vertilgen ______________ Blauwale in 2 Stunden?
Antwort: 1,4 Tonnen.

b) Wenn ein Walfangschiff in 8 Wochen 56 Wale erlegt, wie viele Wale erlegen 12 Walfangschiffe in ______________ Wochen?
Antwort: 1008 Wale.

c) Wenn es von einer bestimmten Walart weltweit nur ______________ Stück gibt und pro Jahr 53 davon erlegt werden, nach wie vielen Jahren ist diese Walart ausgestorben, vorausgesetzt, es werden jährlich 22 Kälber geboren?
Antwort: Nach 28 Jahren.

d) Wenn ein Fischereikonzern im Jahr 2001 ______________ Delfine als Beifang in Tunfischnetzen ersticken ließ, wie viele Delfine fielen zwei gleichen Konzernen im selben Jahr täglich zum Opfer?
Antwort: 400 Delfine.

7. Zum Nachdenken

Warum passt der markierte Buchstabe nicht dazu?

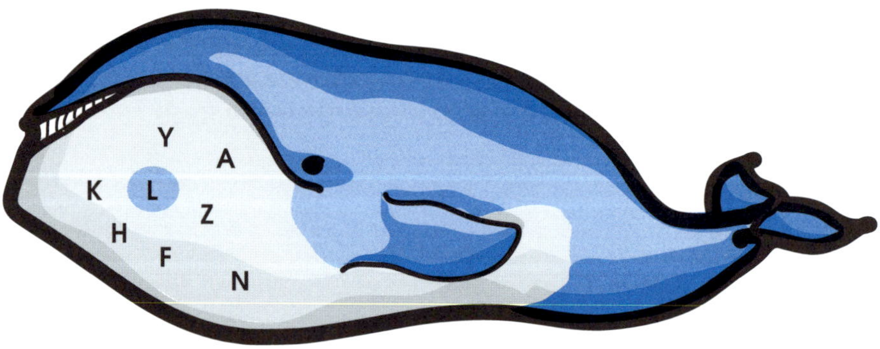

8. Zwischenbuchstaben

Welche Buchstaben können Sie links und rechts einsetzen, damit sich je 2 sinnvolle Hauptworte ergeben? (Die Anzahl der Punkte stimmt mit der Anzahl der Buchstaben überein.)

Beispiel: . . . MA . . . (Lösungen z. B.: DRA und NIE, DRAma – MaNIE)

. . . .	ANG	. .	. . .	GEN	. . . .
. . . .	GA	. . .	. . .	UNG	. . .
. . . . .	NE	. . .	. . . .	SE	. . .
. . . . .	AL	. . . . .	. . .	AN	. . . .

9. Wissen (bzw. Gedächtnis)

Ergänzen Sie die Fragen:

a) Wie lange können ______________________ tauchen?
- [ ] 1 Stunde
- [x] 2 Stunden
- [ ] 3 Stunden
- [ ] 4 Stunden

b) In welchem Jahr wurde das ______________________ beschlossen?
- [x] 1986
- [ ] 1990
- [ ] 1996
- [ ] 1998

c) Zu welcher Walart gehört der Fernsehstar ______________________?
- [ ] Pilotwal
- [ ] Flussdelfin
- [x] Großer Tümmler
- [ ] Gemeiner Delfin

d) Wie schwer kann ein ______________________ werden?
- [ ] 100 Kilogramm
- [ ] 15 000 Kilogramm
- [x] 150 000 Kilogramm
- [ ] 1 500 000 Kilogramm

e) Welcher dieser Wale gilt nicht als ______________________?
- [ ] Blauwal
- [ ] Pottwal
- [ ] Buckelwal
- [x] Gemeiner Delfin

f) Aus der ______________________ welchen Tiers wird Lebertran nicht hergestellt?
- [ ] Hai
- [x] Wal
- [ ] Dorsch
- [ ] Kabeljau

g) Wie lautet ein Spitzname des ______________________?
- [x] Killerwal
- [ ] Orientwal
- [ ] Spinnenwal
- [ ] Sackwal

h) Wer veröffentlichte im Jahr 1851 den Roman »______________________«?
- [ ] Jack London
- [ ] Mark Twain
- [ ] Charles Dickens
- [x] Herman Melville

i) Wie heißt die ______________________-ähnliche Substanz, die im Kopf von Buckelwalen enthalten ist?
- [ ] Walx
- [x] Walrat
- [ ] Walchs
- [ ] Wawa

j) Welche ______________________ wird heute für den Walfang verwendet?
- [ ] Unterwassermine
- [ ] Rakete
- [ ] Torpedo
- [x] Explosionsharpune

10. Worte finden

Finden Sie mindestens 10 Hauptworte, welche die Silbe **WAL** *enthalten, aber nichts mit dem Säugetier Wal zu tun haben:*

____

____

____

11. Rechnen

Bitte führen Sie die folgenden Rechnungen im Kopf aus. Wenn alle Zahlen zusammen gezählt (und der unbestimmte Artikel nicht mitgerechnet) werden, die im folgenden Text vorkommen, so ergibt das 6469. Welche Zahl fehlt?

Im Jahr 1583 entdeckten William Poole und ________ Jahre später Willem Barents bei Spitzbergen ein reiches Vorkommen an Grönlandwalen. Daraufhin begannen 1611 die Engländer und 1612 die Holländer mit intensivem Walfang nördlich von Sibirien. 1643 stießen Deutschland und 7 Jahre später die englischen Kolonien in Nordamerika dazu.

12. Kreativität

Bei diesem Bilderrätsel sind die Lösungen, die zusammengesetzten Hauptworte, vorhanden, es fehlen aber die Bilder dazu. Bitte zeichnen Sie – so gut Sie können – die fehlenden Bilder:

+ = Schwertwal

+ = Entenwal

+ = Zahnwal

Lösungen

1. Zum Nachdenken
6. März 2008.

2. Worte finden
a) Blauwal. b) Delfin. c) Schwanzflosse. d) Harpune. e) Killerwal. f) Beluga.

3. Stimmt – Stimmt nicht
a) Namen. b) Fische. c) Seekühen. d) Kälber. e) Wasser. f) Land (weil sie ihr eigenes Gewicht erdrücken würde). g) Schwanz.

4. Konzentration
Weil sie Buchstaben des Wortes BUCKELWAL sind.

5. Anfangswörter
Mögliche Lösungen sind zum Beispiel:
a) Blauwal, -pause, -säure, -fichte.
b) Schwertwal, -kampf, -lilie, -fisch.
c) Grauwal, -gans, -zone, -mohn.
d) Zwergwal, -wuchs, - gans, -ziege.
e) Entenwal, -braten, -federn, -leber.
f) Zahnwal, -schmerz, -hals, -stein.

6. Zum Rechnen
a) Wenn ein Blauwal pro Tag 2400 Kilogramm Krill vertilgt, wie viele Tonnen Krill vertilgen sieben Blauwale in 2 Stunden?
b) Wenn ein Walfangschiff in 8 Wochen 56 Wale erlegt, wie viele Wale erlegen 12 Walfangschiffe in 84 Wochen?
c) Wenn es von einer bestimmten Walart weltweit nur 868 Stück gibt und pro Jahr 53 davon erlegt werden, nach wie vielen Jahren ist diese Walart ausgestorben, vorausgesetzt, es werden jährlich 22 Kälber geboren?
d) Wenn ein Fischereikonzern im Jahr 2001 73 000 Delfine als Beifang in Tunfischnetzen ersticken ließ, wie viele Delfine fielen zwei gleichen Konzernen im selben Jahr täglich zum Opfer?

7. Zum Nachdenken
Weil das L im Unterschied zu den anderen sieben Buchstaben nur aus 2 geraden Linien besteht.

8. Zwischenbuchstaben
Mögliche Lösungen sind zum Beispiel: Walf-ANG-el, Belu-GA-bel, Harpu-NE-bel, Grauw-AL-kohol, Lun-GEN-etik, Atm-UNG-arn, Flos-SE-gel, Oze-AN-anas.

9. Wissen (bzw. Gedächtnis)
a) Pottwale. b) Walfang-Moratorium. c) Flipper. d) Blauwal. e) gefährdete Tierart. f) Leber. g) Orca. h) Moby Dick. i) wachs. j) Waffe.

10. Worte finden
Lösungen sind z. B.: Wald, Walnuss, Walzer, Walküre, Walpurgisnacht, Wallung, Wall, Wallach, Walstatt, Walhalla, Verwaltung, Gewalt, …

11. Rechnen
13.

Profi-Tipp: Die PQRST-Methode

Die PQRST-Methode, auch »5-Schritt-Methode« genannt, eignet sich besonders gut für das Lernen von schriftlichem Material. PQRST bedeutet »Preview, Question, Read, State und Test«:

1. **Preview (Vorschau):** Der erste Schritt verschafft Ihnen einen Überblick über den Text, indem Sie ihn überfliegen, das Inhaltsverzeichnis studieren, sich die Klappentexte eines Buches genau durchlesen. Das hilft Ihnen dabei zu entscheiden, ob der Text für Sie überhaupt brauchbar ist, d. h. ob er jene Informationen enthält, um die es Ihnen geht.
2. **Question (Fragen):** Im zweiten Schritt formulieren Sie Fragen, die Sie durch das Lesen des Textes beantworten möchten. Übrigens: Selbst formulierte Fragen wirken hilfreicher als vorgegebene. Indem Sie Fragen stellen, geben Sie sich selber die Lernziele vor, die Sie mit dem Behalten der im Text enthaltenen Informationen erreichen wollen. Und außerdem gliedern Sie mit Ihren Fragen den Text.
3. **Read (Lesen):** Lesen Sie den Text nun genauer, um die zuvor gestellten Fragen zu beantworten. Heben Sie dabei wichtige Informationen hervor, indem Sie sie unterstreichen oder mit einem Leuchtstift markieren.
4. **State (Antworten):** Sie beantworten die Fragen aus dem Gedächtnis und lesen, falls noch Unklarheiten bestehen, den Text erneut. Wenn Sie die Antworten niederschreiben, dann festigen Sie das Gelernte.
5. **Test (Überprüfen):** Der fünfte Schritt dient der Selbsttestung. Sie überprüfen, ob Sie den Inhalt des Textes weiterhin gut erinnern.

Manche Autoren teilen diesen Ablauf etwas anders ein und schlagen eine PQ4R-Methode vor. Die ersten drei Schritte stimmen mit der PQRST-Methode überein, danach aber werden die beiden Schritte State und Test etwas genauer aufgeschlüsselt, nämlich in

- **Reflect** (Nachdenken; die neuen Informationen mit bereits vorhandenem Wissen verknüpfen),
- **Recite** (Wiedergabe des Gelesenen mit eigenen Worten; die Fragen schriftlich beantworten), und schließlich
- **Review** (Rückblick; den Text in Gedanken nochmals durchgehen und das Wichtigste zusammenfassen).

Die PQRST- und die PQ4R-Methode unterstützen Sie dabei, die Informationsfülle eines Textes sinnvoll zu reduzieren.

13. Metall

1. Merkaufgabe

Prägen Sie sich bitte die Metalle und die ihnen willkürlich zugeordneten Farbworte gut ein:

GOLD	violett
IRIDIUM	blau
MAGNESIUM	rot
LITHIUM	grün
BARIUM	grau
MANGAN	gelb
CADMIUM	lila
SILBER	orange

2. Zum Nachdenken

Die Golden Gate Bridge ist eine gewaltige Hängebrücke aus Stahl und das Wahrzeichen von San Francisco. Damit die 2,7 km lange Brücke nicht rostet, muss sie mit Rostschutzfarbe gestrichen werden. 4 Arbeiter streichen pro Tag je einen halben Meter der Brücke.
Wie viele Tage haben die 4 nach Beendigung ihrer Arbeit Pause, wenn sie nach 4 Jahren wieder von vorn beginnen müssen, die Brücke zu streichen?

____

3. Konzentration

Finden Sie heraus, welche Metalle in welchem Land lagern, indem Sie jeweils die in Klammern angegebene Anzahl von Buchstaben streichen:

T A D S C H I K I S T A N	(8)	____________
H E L G O L A N D	(5)	____________
F Ä R O E R I N S E L N	(7)	____________
P A L A E S T I N A	(4)	____________

4. Gedächtnis (zu 1. Merkaufgabe)

Bitte ergänzen Sie nun die Namen der Metalle:

________________	**gelb**	________________	**violett**
________________	**blau**	________________	**rot**
________________	**orange**	________________	**lila**
________________	**grün**	________________	**grau**

5. Zwischenwörter

Welches Wort müssen Sie in der Mitte einsetzen, damit sich je 2 sinnvolle zusammengesetzte Hauptworte ergeben?

Beispiel: Himmel ____________ *Zeug (Lösung: Bett)*

Hoch	____________	Bank	Silber	____________	Baum
Eisen	____________	Hof	Edel	____________	Blech
Blei	____________	Leitung	Nickel	____________	Glas
Gold	____________	Futter	Kupfer	____________	Esel

6. Buchstaben-Wirrwarr

Finden Sie die 10 in der Müllhalde verborgenen Metalle waagrecht und senkrecht, vorwärts und rückwärts heraus:

		Y			X						C			
			X			Ü				D				
		Z	C	A		P	L		D				P	
	W	A	B	L	E	I	K	J		L		K	Ö	
Y		H		U	L	P	R	K	P	E	Ö	E	L	
		V	X	M	O	R	H	C	L	K	J	I	K	Z
	C	X	X	I	K	Q	F	L	A	C	V	S	J	
		D	V	N	A	T	I	T	T	I	K	E		
	P		B	I	H	H	G	Z	I	N	N	N	F	
	Ö	L	K	U	P	F	E	R	N	T	I	W	Q	K
			N	M	G	V	F	G	R		Z	Y		
				Y	X	C				J			S	

7. Stimmt – Stimmt nicht

Bitte kreuzen Sie an, ob eine Aussage stimmt oder nicht:

a) Quecksilber ist ein Metall.
☐ Stimmt ☐ Stimmt nicht

b) Gold lässt sich gut mit einer Silberschicht überziehen.
☐ Stimmt ☐ Stimmt nicht

c) Rost entsteht aus Eisen durch Einwirkung von Stickstoff.
☐ Stimmt ☐ Stimmt nicht

d) Messing ist härter als Kupfer.
☐ Stimmt ☐ Stimmt nicht

e) Ein Kilogramm Edelstahl ist schwerer als ein Kilogramm Eisenblech.
☐ Stimmt ☐ Stimmt nicht

f) Reines Eisen schmilzt bei 1539 °Celsius.
☐ Stimmt ☐ Stimmt nicht

g) Amalgam-Zahnfüllungen bestehen aus Quecksilber und Zinn.
☐ Stimmt ☐ Stimmt nicht

h) Auf die Eisenzeit folgte die Bronzezeit.
☐ Stimmt ☐ Stimmt nicht

i) Der Ring des Nibelungen besteht aus Gold.
☐ Stimmt ☐ Stimmt nicht

8. Kreativität

Bilden Sie pro Zeile einen Satz aus mindestens 5 Worten, die jeweils alle mit dem links stehenden Buchstaben beginnen:

B ______________________________

L ______________________________

E ______________________________

I ______________________________

9. Zum Rechnen

1872 brach Jim Hawke – mitgerissen vom Goldrausch – von New York nach Klondike in Alaska auf. Unterwegs benötigte er 192 $ für Fahrtkosten und 47 $ für Verpflegung und Unterkünfte. Bei seiner Ankunft bezahlte er 67 $ für Schürfrechte. Jim Hawke war ein Glückspilz: Pro Tag fand er Gold im Wert von durch-

schnittlich 9 $. Unterkunft und Verpflegung kosteten ihn während seines Aufenthalts in Klondike täglich 3 $.
Wie viele Tage musste er in Klondike bleiben, bis er die Kosten seiner Anreise und der Schürfrechte herein gebracht und darüber hinaus Gold im Wert von 2400 $ gefunden hatte?

____

10. Analogien finden

Welches der 4 zur Auswahl stehenden Worte stimmt?

A. Eisen verhält sich zu Rost wie Kupfer zu
a) Stich b) Bratwurst c) Grünspan d) Grill

B. »Stahlgewitter« ist für Ernst Jünger wie »Der eiserne Heinrich« für
a) E. T. A. Hoffmann b) Gebrüder Grimm
c) Gottfried Keller d) Wilhelm Raabe

C. Eisen verhält sich zu Porzellan wie Leiter zu
a) Sprosse b) Mitarbeiter c) Isolator d) Leitung

D. Schraubenzieher verhält sich zu Schraube wie Hammer zu
a) Mutter b) Nagel c) Werfer d) Kork

E. Cadmium verhält sich zu Schwermetall wie Aluminium zu
a) Leichtmetall b) Faltmetall c) Gussmetall d) Dosen

F. Eisen verhält sich zu Schmied wie Kachelofen zu
a) Amboss b) Ofner c) Hafner d) Sattler

G. Eisen verhält sich zu Müdigkeit wie Magnesium zu
a) Muskelkrämpfen b) Halsschmerzen
c) Schwangerschaft d) Durchfall

11. Worte finden

Bilden Sie mindestens 15 Hauptworte mit den Buchstaben des Wortes
M E T A L L L E G I E R U N G:

____

____

____

____

12. Gedächtnis (zu 1. Merkaufgabe)

Bitte ergänzen Sie nun die passenden Farben:

GOLD	______________	BARIUM	______________
IRIDIUM	______________	MANGAN	______________
MAGNESIUM	______________	CADMIUM	______________
LITHIUM	______________	SILBER	______________

13. Hand-Augen-Koordination

Welcher Anfang gehört in diesem Drahtknäuel zu welchem Ende?

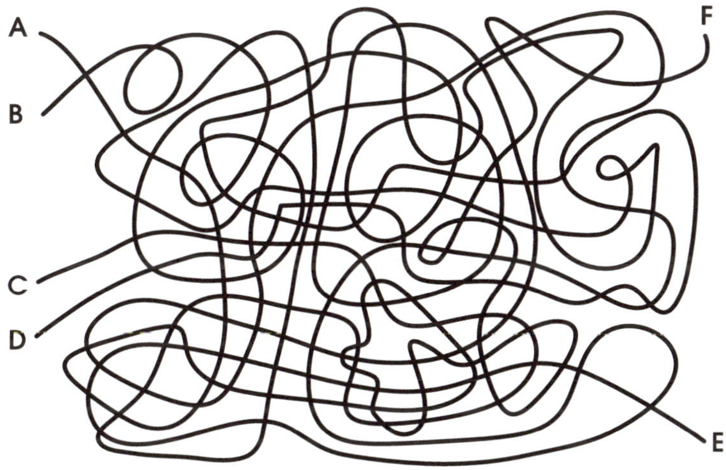

14. Wissen

Kennen Sie die richtigen Antworten?

a) Messing ist eine Legierung welcher Metalle?
- ☐ Kupfer und Zink
- ☐ Bronze und Zink
- ☐ Kupfer und Zinn
- ☐ Gold und Chrom

b) Wann wurde das erste Periodensystem der Elemente entworfen?
- ☐ 1872
- ☐ 1869
- ☐ 1913
- ☐ 1902

c) Welches ist kein Metall?
- ☐ Barium
- ☐ Tellur
- ☐ Cäsium
- ☐ Xenon

d) Aus welchen Metallen ist Bronze legiert?
- ☐ Messing und Gold
- ☐ Kupfer und Zink
- ☐ Kupfer und Zinn
- ☐ Chrom und Zinn

e) Welches Metall hat den niedrigsten Schmelzpunkt?
- Wolfram
- Strontium
- Quecksilber
- Cäsium

f) Wie hieß die sagenumwobene Goldstadt in der Neuen Welt?
- Alvorada
- Los Angeles
- Tenochtitlan
- Eldorado

g) Für wie viele Silberstücke wurde Jesus von Judas verraten?
- 20
- 30
- 40
- 50

h) Welches dieser vier Metalle ist nicht radioaktiv?
- Barium
- Radium
- Thallium
- Ununquadium

i) Wie viel Prozent der chemischen Elemente sind Metalle?
- ca. 30
- ca. 50
- ca. 70
- ca. 80

j) Wie lautet das Elementsymbol von Silber?
- Ag
- Si
- Sl
- Sb

Lösungen

2. Zum Nachdenken

111 Tage. 2700 m : 2 m (pro Tag, alle Arbeiter gemeinsam) = 1350 Tage. 3 x 365 (Tage pro Jahr) + 366 (für das Schaltjahr) – 1350 = 111.

3. Konzentration

T**A**DSCH**I**KIS**TAN**, HEL**GOLAN**D, FÄRO**E**R **INSE**L**N**, **PALA**ESTI**N**A.

4. Gedächtnis

Links: Mangan, Iridium, Silber, Lithium.
Rechts: Gold, Magnesium, Cadmium, Barium.

5. Zwischenwörter

Ofen, Bahn, Rohr, Fisch, Tannen (Fichten), Stahl, Brillen, Draht.

6. Buchstaben-Wirrwarr

		Y			X						C			
			X			Ü				D				
		Z	C	**A**		P	L		D				P	
	W	A	**B**	**L**	**E**	**I**	K	J		**L**		K	Ö	
Y		H		**U**	L	P	R	K	**P**	**E**	Ö	**E**	L	
		V	X	**M**	**O**	**R**	**H**	**C**	**L**	**K**	J	**I**	K	Z
	C	X	X	**I**	K	Q	F	L	**A**	**C**	V	**S**	J	
		D	V	**N**	**A**	**T**	**I**	**T**	**T**	**I**	**K**	**E**		
	P		B	**I**	H	H	G	**Z**	**I**	**N**	**N**	**N**	F	
	Ö	L	**K**	**U**	**P**	**F**	**E**	**R**	**N**	T	**I**	W	Q	K
			N	**M**	G	V	F	G	R		**Z**	Y		
				Y	X	C				J			S	

7. Stimmt – Stimmt nicht

a) Stimmt (ein sogenanntes »Übergangsmetall«). b) Stimmt nicht (Gold ist nicht überziehbar). c) Stimmt nicht (sondern von Sauerstoff. Dieser Vorgang wird Oxidation genannt.). d) Stimmt. e) Stimmt nicht (1 kg = 1 kg). f) Stimmt. g) Stimmt. h) Stimmt nicht (sondern umgekehrt). i) Stimmt nicht (sondern aus 4 Opern Richard Wagners: Das Rheingold, Die Walküre, Siegfried, Götterdämmerung).

9. Zum Rechnen

306 : 6 = 51 Tage. 2400 : 6 = 400 Tage. Lösung: 451 Tage.

10. Analogien finden

A. Grünspan. B. Gebrüder Grimm (schrieben das Märchen »Der eiserne Heinrich« auf). C. Isolator. D. Nagel. E. Leichtmetall. F. Hafner. G. Muskelkrämpfe (Eisenmangel kann zu Ermüdungsneigung und Magnesiummangel zu Krampfneigung führen.).

11. Worte finden

Weitere Lösungen sind z. B.: Gier, Tier, Galle, Elle, Ei, Ren, Gnu, Geltung, All, Email, Liege, Teig, Geige, Rille, Glut, Mut, Gut, Länge, Igel, Egel, Regel, Riegel, Tiegel, Talg, Magen, Trage, Amt, Gram, Art, Unart, Algen, Elan, Turm, Grat, Tag, Gel, Null, Alter, Eiter, Euter, Lüge, Müll, Tüll, Gülle, Gärung, Mär, Teer, Tee, …

12. Gedächtnis

Links: violett, blau, rot, grün. Rechts: grau, gelb, lila, orangc.

13. Konzentration

A – F, B – E, C – D.

14. Wissen

a) Kupfer und Zink. b) 1869 (von L. Meyer und D. I. Mendelejeff). c) Xenon (Bei Zimmertemperatur ein farbloses, geruchloses Gas. Es besitzt eine sehr hohe Dichte und ist viermal schwerer als Luft.). d) Kupfer und Zinn. e) Quecksilber (Ein silberweiß glänzendes, bei Zimmertemperatur flüssiges Schwermetall. Es dehnt sich beim Erwärmen ungewöhnlich stark aus und besitzt eine große Oberflächenspannung. Es bildet leicht Tröpfchen und benetzt andere Substanzen nicht. Schon bei Zimmertemperatur verdampfen aufgrund seines hohen Dampfdruckes immer geringe Mengen an Quecksilber.). f) Eldorado. g) 30. h) Barium (Ein silberweiß glänzendes Leichtmetall, das an der Luft grauschwarz anläuft. Beim Anlaufen verbindet es sich mit dem Kohlenstoffdioxid der Luft zu schwarzem Bariumcarbonat. Es wird daher unter Luftabschluss aufbewahrt.). i) ca. 80. j) Ag (vom lateinischen Wort argentum = Silber).

Profi-Tipp: Die Loci-Technik

Diese Memo-Technik wird auch »Forum Romanum-Methode« genannt, weil sie bereits die Römer erfolgreich anwendeten und dafür ein Vorstellungsbild des Forum Romanum nutzten. Der Legende nach geht die Technik auf den griechischen Dichter Simonides von Keos zurück (557/556–468/467 v. Chr.), der angeblich bei einem Gastmahl ein Gedicht vorgetragen und danach das Haus verlassen haben soll, das gleich darauf einstürzte. Als man die bis zur Unkenntlichkeit entstellten Toten identifizieren wollte, half Simonides, der sich erinnern konnte, wer sich an welchem Platz aufgehalten hatte.

Die Loci-Methode wird mit Erfolg z. B. bei Gedächtniswettkämpfen angewandt. Die Anwendung ist so einfach wie wirkungsvoll. Sie besteht aus 4 Schritten:

1. Erstellen Sie eine Ortsreihenfolge: Suchen Sie sich einen bekannten Weg aus, auf dem – etwa gleichmäßig verteilt – deutlich unterscheidbare, visuell möglichst auffällige, für Sie bedeutsame Orte liegen. Als Ortsreihenfolge eignen sich verschiedene Stellen des eigenen Körpers ebenso wie der Weg zum Arbeitsplatz.
2. Erzeugen Sie bildliche Vorstellungen der Begriffe, die Sie sich merken wollen: Was bei konkreten Begriffen wie »Schuh« einfach ist, kann bei abstrakten Begriffen etwas Aufwand bedeuten. Hierbei können Sie Bilder verwenden, die mit dem zu merkenden Begriff eindeutig verknüpft sind (z. B. ein Herz für »Liebe«), oder Bilder für Worte, die ähnlich klingen wie das Wort, das Sie sich merken wollen.
3. Ordnen Sie jedem Platz Ihrer Ortsreihenfolge ein Bild des Begriffes zu: Lassen Sie das Vorstellungsbild des Begriffes das Bild des Platzes durchdringen. Je bunter, lebhafter, gefühlsgeladener und bizarrer Sie das Bild gestalten, umso effizienter prägt es sich ein.
4. Zum Abrufen der gespeicherten Information gehen Sie in Gedanken den eingeprägten Weg: »Unterwegs« werden an den entsprechenden Stellen die Bilder der Begriffe auf Sie warten, die Sie sich merken wollten.

Der Aufwand, sich diese Methode anzueignen, lohnt sich, denn sobald eine bildliche Verbindung von Wegstellen und Begriffsbildern einmal hergestellt ist, brauchen Sie sich nicht mehr weiter darum zu bemühen. Diese Methode eignet sich besonders gut zum Lernen von Listen, zum Behalten von Handlungsfolgen und für die Gliederung einer freien Rede (wie schon zu Zeiten Ciceros).

14. Katzen

1. Merkaufgabe

Prägen Sie sich den Weg des Leoparden zur Gazelle gut ein:

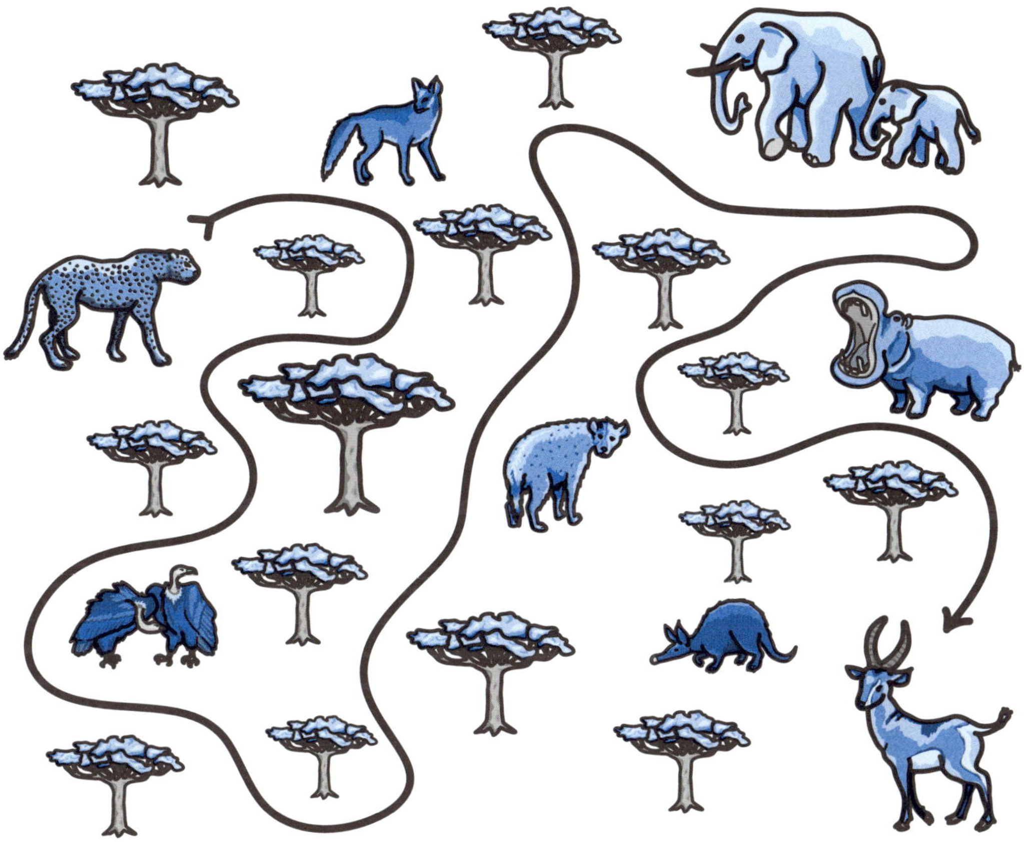

2. Worte finden

Bilden Sie mindestens 10 Verben (im Infinitiv) mit den Buchstaben des Wortes **SCHNEELEOPARDEN:**

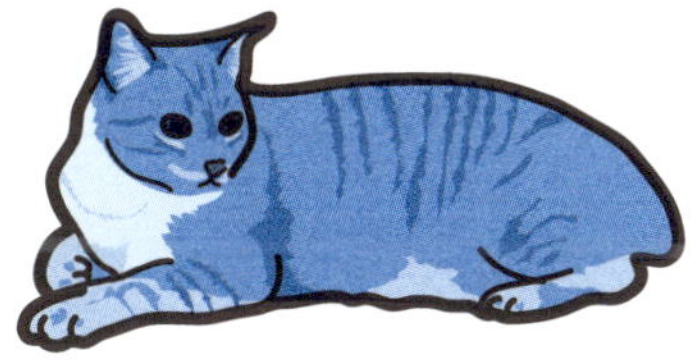

3. Gedächtnis (zu 1. Merkaufgabe)

a) *Stellen Sie zunächst fest, wodurch sich dieses Bild von jenem unterscheidet, das Sie sich eingeprägt haben.*

b) *Ergänzen Sie nun den Weg des Leoparden:*

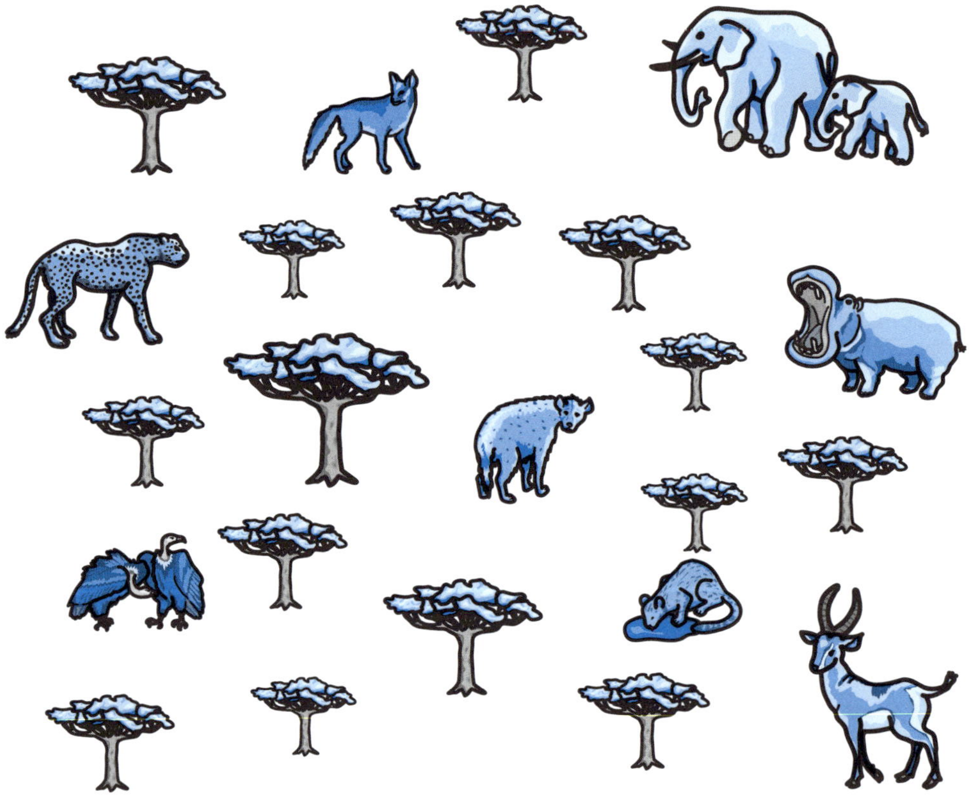

4. Geheimschrift enträtseln

Welches Zitat von Michel de Montaigne (1533–1592) verbirgt sich hinter der Geheimschrift (Anmerkung: Ü=UE, ß=SS)?

🖑🐈♦ 🖑🐈●❖❖, ⊙⤓ ▯🐈●✕🐈 ▲✱♥⊡🐈,

🖑🐈✕✕ ●♌✠ ▯●♥ ●✠♦ ❖💧●🐈▽🐈,

❖●♌✠ ✕●♌✠♥ ▯🐈✠♦ ▯●♥ ▯●♦ ✱▯★🐈❖●🐈♦♥,

✱▽❖ ●♌✠ ▯●♌✠ ▯●♥ ●✠♦?

(Bevor Sie aufgeben und im Lösungsteil nachsehen, holen Sie sich bitte einen Hinweis nach Aufgabe 9.)

5. Zum Rechnen

Wenn auf der Hochebene von Bolivien, dem Altiplano, ein Puma pro Jahr 60 Lamas frisst, von denen jedes pro Woche 20 Kilogramm Ichu, das harte Andengras, verzehrt, wie viele Tonnen Ichu fallen dann pro Monat zwanzig bolivianischen Pumas indirekt zum Opfer?

____

6. Stimmt – Stimmt nicht

Kreuzen Sie an, ob eine Aussage stimmt oder nicht:

a) Auf der Jagd schleicht sich der Leopard möglichst nah an sein Opfer heran und tötet es nach kurzem Sprint durch einen Biss in die Kehle.
☐ Stimmt ☐ Stimmt nicht

b) Von allen Katzenarten jagt nur der Jaguar im Rudel.
☐ Stimmt ☐ Stimmt nicht

c) Servale leben ausschließlich in Afrika.
☐ Stimmt ☐ Stimmt nicht

d) Luchse sind leicht an ihren typischen Pinselohren zu erkennen.
☐ Stimmt ☐ Stimmt nicht

e) Schwarze Panther kommen sowohl bei den Leoparden als auch bei den Jaguaren vor.
☐ Stimmt ☐ Stimmt nicht

f) Großkatzen schnurren nur beim Einatmen.
☐ Stimmt ☐ Stimmt nicht

g) Geparden besitzen ausfahrbare Krallen.
☐ Stimmt ☐ Stimmt nicht

7. Konzentration

Eine **MAUS** *hat sich vor der Katze in einer Zeile versteckt:*

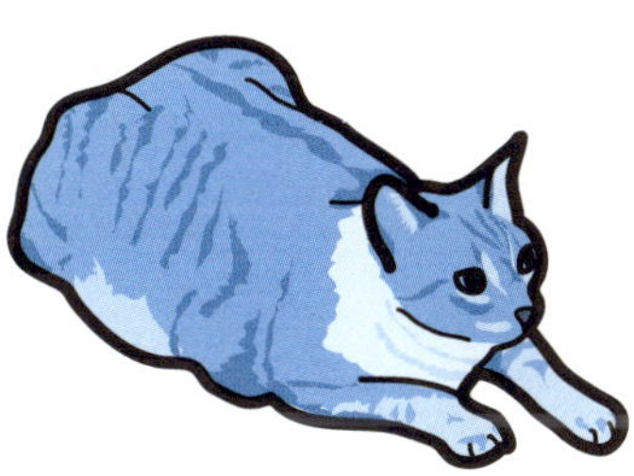

MASUSAMSMSUASMAAMSSASUASAMSU
SMAUAMSAUSMAMUASMUSAUSAMSUMA
UMSMAUAMSMAUMASAUMUASMSMAUAS
MAUAMASAASUMAMUUASMAUUSAMASU
USAUMAMUSAUMSUASMMAUAMASMAUA
SMAUUSMUASMUAMSUUMUSAUMAUASM
SUSMAUSMUAUSMAUUSMSMASSMAAUS
UMSUASMSUASAMUSAUSMAUUMSUMAA

8. Anfangswörter

Welches Wort müssen Sie links einsetzen, damit sich 4 sinnvolle zusammengesetzte Hauptworte ergeben?

Beispiel: ______________ *Ball* *Rücken* *Schuh* *Fläche*
(Lösung: Hand)

______________	Futter	Allergie	Pfote	Hai
______________	Katze	Tier	Tür	Bau
______________	Katze	Salz	Busen	Enge
______________	Katze	Wolle	Hase	Pullover
______________	Zahn	Eisen	Zaun	Netz
______________	Katze	Grube	Viper	Stein
______________	Katze	Leitung	Bruch	Stock
______________	Katze	Wasser	Leder	Bach
______________	Luchs	Wein	Wild	Stift
______________	Katze	Ring	Schmied	Hamster
______________	Katze	Kutter	Otter	Vergiftung
______________	Wut	Kirsche	Haus	Kühnheit
______________	Gewicht	Strom	Klang	Gültigkeit

9. Logisches Denken

Welche der unten abgebildeten Katzen passt an die Stelle des Fragezeichens?

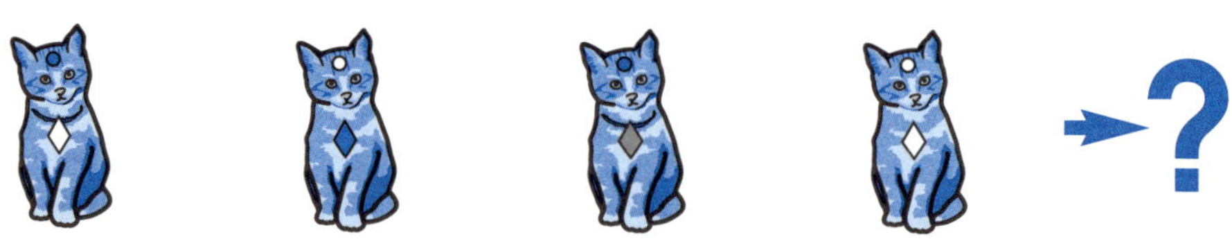

A
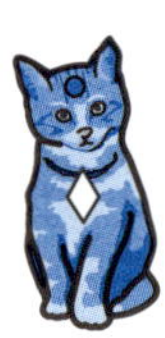

B
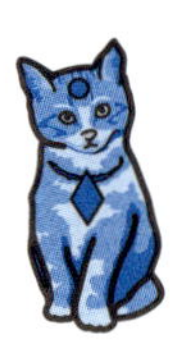

C
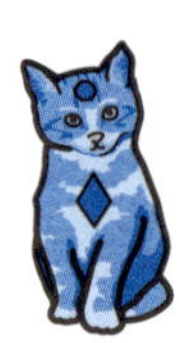

D
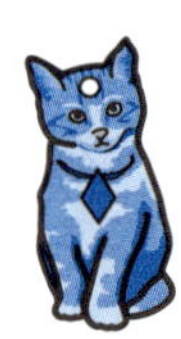

(Kleiner Hinweis zu Aufgabe 4: steht für **E**, ● *steht für* **I**.*)*

10. Redewendungen finden

Finden Sie 4 Redewendungen oder Sprichwörter, in denen das Wort Katz(e) vorkommt:

a) ____

b) ____

c) ____

d) ____

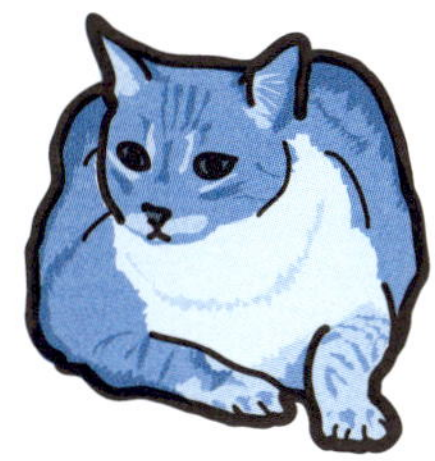

11. Analogien finden

Bitte markieren Sie das richtige Wort:

A. Leopard verhält sich zu Afrika wie Jaguar zu
a) Australien b) Indien c) Kanada d) Südamerika

B. Jim Davies verhält sich zu Garfield wie Walt Disney zu
a) Asterix b) Kater Carlo c) Catwoman d) Superman

C. Shir Khan verhält sich zu Tiger wie Baghira zu
a) Panther b) Affe c) Bär d) Elefant

D. Kiemen verhält sich zu Delfin wie Schwanz zu
a) Maine Coon b) Manx c) Siam d) Perser

E. Geflügel verhält sich zu Salmonellen wie Katzen zu
a) Milzbrand b) Borreliose c) Pest d) Toxoplasmose

F. Mensch verhält sich zu Blausäure wie Katze zu
a) Aspirin b) Milchsäure c) Bier d) Wasser

12. Zum Rechnen

Herr Musil besucht eine Katzenausstellung. Er hat 3000 Euro mitgenommen, um einige Perser- und ein paar Siamkatzen zu kaufen. Die Perserkatzen kosten 300 und die Siamkatzen 400 Euro pro Stück. Herr Musil möchte mindestens zwei, aber maximal 5 Perserkatzen und wenigstens 3, aber höchstens 6 Siamkatzen kaufen.
Wie viel Stück pro Rasse muss Herr Musil kaufen, wenn er möglichst viele Katzen und möglichst viel Restgeld mit nach Hause nehmen will?

____

13. Wissen

Welche der 4 Antworten stimmt? Kreuzen Sie die richtige Antwort an:

a) Welches ist keine Hauskatzenrasse?
☐ Abessinier ☐ Perser ☐ Siam ☐ Kanadier

b) Wie heißt die größte noch nicht ausgestorbene Raubkatze?
☐ Tiger ☐ Leopard ☐ Jaguar ☐ Löwe

c) Welche dieser vier Katzen ist keine Großkatze?
☐ Jaguar ☐ Nebelparder ☐ Ozelot ☐ Schneeleopard

d) Wie hieß die altägyptische Katzengöttin?
☐ Basthet ☐ Osiris ☐ Isis ☐ Ramses

e) Wie viele Zehen haben Katzen an den Hinterpfoten?
☐ 3 ☐ 6 ☐ 5 ☐ 4

f) Welche dieser vier Katzen ist keine Wildkatze?
☐ Rohrkatze ☐ Sandkatze ☐ Manul ☐ Kartäuserkatze

g) Von wem stammte die literarische Vorlage für das Musical »Cats«?
☐ T. S. Eliot ☐ Harold Pinter ☐ W. B. Yeats ☐ Mary Shelley

h) Wer komponierte die Musik zum Musical »Cats«?
☐ Trevor Nunn ☐ Cole Porter
☐ Frederick Loewe ☐ Andrew Lloyd Webber

i) Wo fand 1983 die deutschsprachige Erstaufführung von »Cats« statt?
☐ Berlin ☐ Wien ☐ Dresden ☐ Zürich

14. Gedächtnis und Aufmerksamkeit

Wie oft ist Ihnen im Laufe dieses Trainings diese Katze – in verschiedenen Posen – begegnet (die Katze auf dieser Seite nicht mitgezählt)?

☐ 1 x ☐ 3 x ☐ 5 x

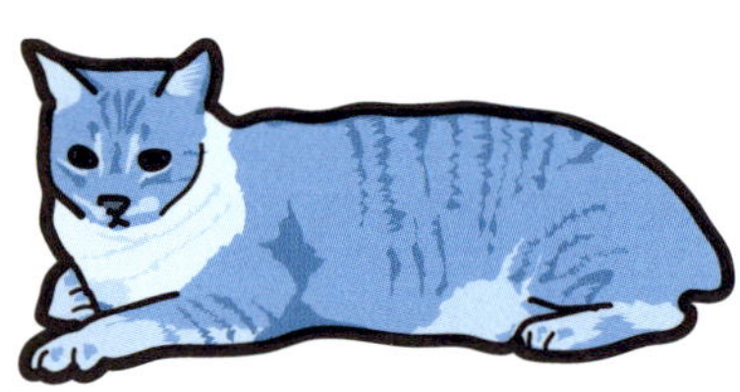

Lösungen

2. Worte finden
Weitere Lösungen sind z. B.: rächen, lochen, reden, sparen, sprechen, hören, holen, schälen, erden, dreschen, löschen, naschen, drohen, lohnen, lehnen, dehnen, laden, rasen, …

3. Gedächtnis
a) Rechts unten trinkt eine Raubkatze, während dort bei Aufgabe 1 ein Erdferkel zu sehen war. b) Siehe Aufgabe 1.

4. Geheimschrift enträtseln
WER WEISS, OB MEINE KATZE, WENN ICH MIT IHR SPIELE, SICH NICHT MEHR MIT MIR AMUESIERT, ALS ICH MICH MIT IHR.

5. Zum Rechnen
1 Puma: 60 Lamas x 20 kg x 52 Wochen = 62 400 kg Ichu pro Jahr.
20 Pumas: 62 400 kg x 20 Pumas = 1 248 000 kg.
1 248 000 kg : 12 Monate = 104 000 kg = 104 Tonnen.

6. Stimmt – Stimmt nicht
a) Stimmt. b) Stimmt nicht (sondern der Löwe). c) Stimmt. d) Stimmt. e) Stimmt. f) Stimmt nicht (sondern nur beim Ausatmen, während Kleinkatzen beim Aus- und Einatmen schnurren.). g) Stimmt nicht (Mit Ausnahme der Geparden, Flachkopf- und Fischkatzen besitzen alle Katzen ausfahrbare Krallen.).

7. Konzentration
Vorletzte Zeile: 4. bis 7. Buchstabe von links.

8. Anfangswörter
Katzen, Haus, Meer, Angora, Fang, Sand, Rohr, Wild, Rot, Gold, Fisch, Toll, Gleich.

9. Logisches Denken
B.

10. Redewendungen finden
Zum Beispiel: Etwas ist für die Katz. Die Katze im Sack kaufen. Wie die Katze um den heißen Brei herumschleichen. Da beißt sich die Katze in den Schwanz. Mit jemandem Katz und Maus spielen. Wie Hund und Katze leben. Die Katze aus dem Sack lassen.

11. Analogien finden
A. Südamerika (Lebensraum der Jaguare). B. Kater Carlo. C. Panther (Name des Panthers in Rudyard Kiplings Dschungelbuch). D. Manx (die einzige Katze, die ohne Schwanz geboren wird). E. Toxoplasmose (von Katzen übertragene Erkrankung). F. Aspirin (ist für Katzen giftig).

12. Zum Rechnen
5 Perser- und 3 Siamkatzen.

13. Wissen
a) Kanadier. c) Tiger. d) Ozelot. e) Südamerika. f) Luchs. g) Basthet. h) 4. i) Kartäuserkatze. j) T. S. Eliot. k) Andrew Lloyd Webber. l) Wien.

14. Gedächtnis
3 x.

Profi-Tipp: Assoziationen & Geschichten

Neben der Loci-Methode gibt es weitere Gedächtnistechniken, die auf bildlichen Vorstellungen beruhen. Die Methode der assoziativen Verknüpfung und die Geschichten-Technik kommen vor allem dann zum Einsatz, wenn Informationen in einer bestimmten Reihenfolge erinnert werden sollen. Bei der **Methode der assoziativen Verbindungen** werden unverbundene Informationen bildhaft miteinander verknüpft.

Dabei gehen Sie so vor:

1. Entwickeln Sie zu jedem Begriff, den Sie sich merken wollen, ein möglichst anschauliches Vorstellungsbild.
2. Bilden Sie eine Assoziationskette, indem Sie jeweils Bildpaare bilden. D. h. Sie fügen in Ihrer Vorstellung ein Bild zunächst an das vorhergehende und danach an das nächstfolgende Bild an. So führt Sie beim Abrufen ein Bild zum nächsten Bild weiter.

Nur das allererste Bild muss speziell eingeprägt werden, weil ja vor ihm kein weiteres Bild als Suchhinweis vorhanden ist. Es hat sich bewährt, den ersten Begriff bildlich mit der Informationsquelle (z. B. einem Buchumschlag) zu verknüpfen.
Übungsbeispiel: Erzeugen Sie 10 Bildpaare aus den Wörtern Ameise-Rose-Radio-Butter-Nase-Brief-Ballon-Falter-Hose-Fenster-Geier.

Auch die **Geschichten-Technik** eignet sich hervorragend dafür, unverbundene Informationen miteinander zu verbinden. Dies gelingt Ihnen bei dieser Technik, indem Sie die Informationen in eine zusammenhängende Geschichte »verpacken«.
Übungsbeispiel: Erzeugen Sie eine Bild-Geschichte aus den 10 Begriffen Pinsel-Erdbeere-Strauch-Schere-Hut-Stern-Glas-Buntstift-Tasche-Ziegel.

Wie ist es Ihnen bei der Entwicklung der Bild-Geschichte gegangen? Falls es Ihnen schwer fällt, bildhafte Vorstellungen zu erschaffen oder zu verknüpfen, helfen Ihnen die folgenden Tipps:

- Lassen Sie die Bilder in Ihrer Vorstellung interagieren: Anstatt z. B. die Schere neben den Hut zu stellen, lassen Sie die Schere die Hutkrempe zerschneiden.
- Verwenden Sie lebhafte, aktive Bilder: Was halten Sie z. B. von einem Buntstift, der mit einer Tasche Walzer tanzt?
- Laden Sie die Bilder mit Gefühl auf: Es macht dabei keinen Unterschied, ob die Gefühle positiv oder negativ sind.

Ich wünsche Ihnen viel Spaß und Erfolg beim »Bebildern« Ihrer Merkliste!

15. Schlaf

1. Merkaufgabe

Bitte merken Sie sich, welche dieser Tiere einen Winterschlaf und welche nur eine Winterruhe halten:

Winterschlaf	Winterruhe
• Fledermaus	• Braunbär
• Siebenschläfer	• Dachs
• Haselmaus	• Eichhörnchen
• Igel	• Waschbär
• Hamster	• Hirsch

2. Zum Rechnen

Herr Wolf steht am Morgen um 6:10 Uhr auf, Frau Fuchs um 5:40 Uhr, Herr Adler um 7:20 Uhr, Frau Wiesel um 6:30 Uhr, Herr Käfer um 8:00 Uhr und Frau Biber um 5:20 Uhr. Genau um 8:50 Uhr treffen sich diese Personen auf dem Bahnsteig, wo zehn Minuten später der Zug nach Paris abfährt.
Wie viele Stunden vor Abfahrt des Zuges sind diese Personen durchschnittlich aufgestanden?

____

3. (T)Raumvorstellung

Welche Traumsequenz passt nicht dazu?

A

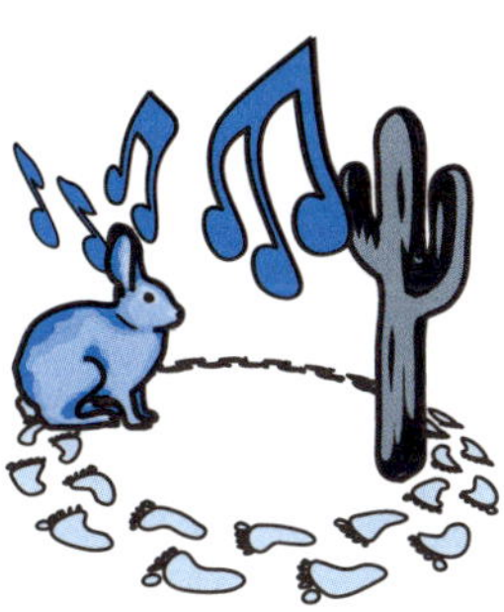

B

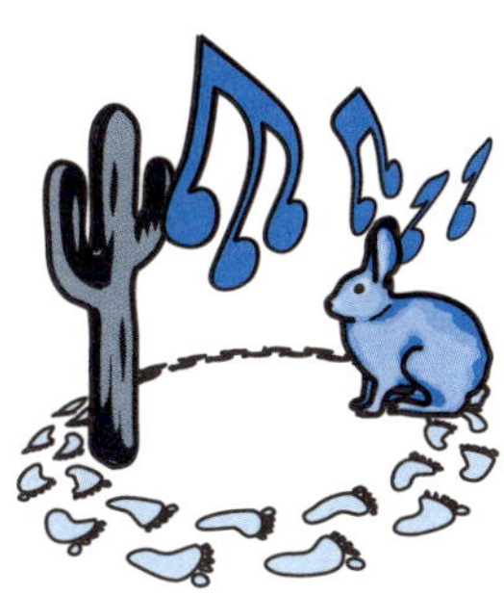

C

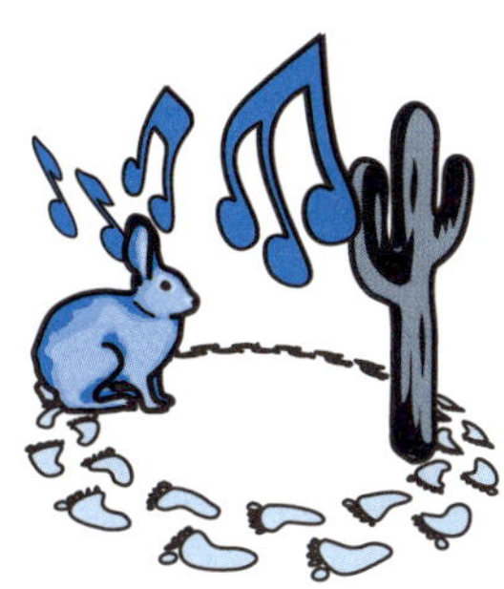

4. Stimmt – Stimmt nicht

Streichen Sie bitte durch, was im folgenden Text Ihrer Meinung nach nicht stimmt:

»Du hast wieder geträumt«, hörte Alphons Rem seine Frau neben sich sagen. Er war erneut, wie schon seit Wochen fast jede Nacht, gegen drei Uhr morgens mit einem Schrei aufgewacht. »Der griechische Gott des Schlafes meint es neuerdings nicht gut mit dir«, vernahm er wieder die Stimme Teresas, die auch diesmal wieder wegen des Schreis aufgewacht war. »Ja, ja, der gute alte Morpheus, der griechische Gott des Schlafes«, brummte Alphons. Er versuchte gerade, das Traumbild abzuschütteln, das ihn so abrupt aus dem Schlaf katapultiert hatte. »Vielleicht kämpft Morpheus in dir mit Hypnos, dem griechischen Gott der Träume«, meinte Teresa nun und fügte sanft hinzu: »Schlaf weiter, Alphons!« Alphons schüttelte langsam den Kopf. »Vielleicht sollte ich es mit Schlafentzug versuchen«, schlug er vor, »was ja auch so nebenbei meine Konzentration und mein Gedächtnis verbessern würde.« Doch neben sich vernahm er nun bereits die regelmäßigen Atemzüge einer Schlafenden. Oder vielleicht sollte ich auf saisonalen Schlaf umstellen, dachte er, auf einen Winterschlaf, wie die Dachse oder die Schnecken. Vielleicht sollte ich mich überhaupt mehr meiner animalischen Seite zuwenden, praktisch ganz Tier werden, zumindest nachts, denn Tiere träumen wenigstens nicht. Alphons Rem schlug die Bettdecke zurück und stand auf. Er wusste, er würde auch in dieser Nacht keinen Schlaf mehr finden. Wie gut haben es doch die Schlafwandler, setzte er seinen inneren Monolog fort, sie registrieren gar nicht, was sie im Schlaf tun. Und wenn sie rasch wachgerüttelt werden, was man ja machen sollte, um sie zu wecken, dann können sie sich an nichts erinnern. Mit diesen Gedanken kehrte die Erinnerung an seinen Traum zurück. Alphons Rem setzte sich an den Küchentisch und begann, über ihn nachzudenken.

5. Worte finden

Bilden Sie mindestens 10 Hauptworte mit den Buchstaben des Wortes
S C H L A F E N T Z U G:

____

____

____

____

6. Gedächtnis (zu 1. Merkaufgabe)

Ergänzen Sie nun bitte die folgende Tabelle:

Winterruhe	Winterschlaf
• ______	• ______
• ______	• ______
• ______	• ______
• ______	• ______
• ______	• ______

7. Konzentration

Wenn Sie die 10 richtigen Buchstaben wegstreichen, erhalten Sie, was manche Menschen tun, während sie schlafen:

ASBCSHDNEAFRGCDHIEJN

8. Übergangsworte

Wie können Sie in 3 Zwischenschritten vom Wort **BETT** *zum Wort* **FASS** *gelangen, indem Sie pro Zeile immer nur 1 Buchstaben verändern? (Pro Zeile muss ein sinnvolles, deutsches Wort stehen.)*

B	E	T	T
F	A	S	S

9. Kreativität

Als Sie eines Morgens aufwachen, sehen Sie, dass Ihre Traumnotizen eher verworren sind. Bringen Sie bitte zunächst die Buchstaben der Hauptworte in die richtige Reihenfolge und denken Sie sich dann eine (skurrile) Traumgeschichte aus, in der diese Worte vorkommen:

ERME, FACHELS, ZIRNP, SESERM, SITEN, KLAUNV

______

______

______

______

10. Zwischenwörter

Welches Wort müssen Sie in der Mitte einsetzen, damit sich je 2 sinnvolle zusammengesetzte Hauptworte ergeben?

Schlaf	______	Gut	Schlaf	______	Rad
Schlaf	______	Star	Schlaf	______	Tür
Schlaf	______	Gasse	Schlaf	______	Fass
Schlaf	______	Sucht	Schlaf	______	Maß

11. Buchstaben-Rechteck

Nach einem Besuch im Zoo haben sich im folgenden Traumwirrwarr 6 Tiere waagrecht, senkrecht oder diagonal versteckt:

H	N	E	F	A	L	H	C	S	E	L	L	A
C	E	A	L	H	A	A	C	H	S	E	S	S
E	H	C	A	S	C	H	E	A	S	A	L	F
E	S	H	C	A	A	A	N	L	H	A	N	L
N	A	F	H	F	E	A	E	L	C	H	E	E
H	A	L	S	L	A	E	H	E	A	A	H	H
A	H	A	E	E	S	A	C	H	S	E	E	C
S	E	S	H	C	E	L	A	C	H	E	S	A
E	L	C	E	N	F	A	L	S	C	H	A	L
C	S	H	N	A	F	E	S	A	A	N	N	H
A	E	E	H	C	A	F	A	L	L	E	E	C
F	L	A	C	H	H	C	S	L	A	F	F	S

12. Zum Rechnen

Ein Mensch, dessen Namen wir nicht kennen, geboren am 1. 1. 1923 um 1:00 Uhr und verstorben am 31. 10. 1992 um 23:00 Uhr, schlief pro Tag seines Lebens durchschnittlich 7 Stunden.
Wie viele Stunden verschlief dieser Mensch im Laufe seines Lebens?

____

13. Wissen

Kreuzen Sie bitte die richtige Antwort an:

a) Welche Hunde soll man nicht wecken?
- ☐ bellende
- ☐ schlafende
- ☐ träumende
- ☐ wilde

b) Wem gibt's der Herr im Schlaf?
- ☐ den Kleinen
- ☐ den Seinen
- ☐ den Feinen
- ☐ den Reinen

c) Was ist ein sanftes Ruhekissen?
- ☐ ein gutes Gewissen
- ☐ eine Fahne hissen
- ☐ viel Wissen
- ☐ keine Angst vor Hundebissen

d) Welches Insekt überträgt den Erreger der Schlafkrankheit?
- ☐ Anopheles-Mücke
- ☐ Bremse
- ☐ Nachtfalter
- ☐ Tsetse-Fliege

e) Wer schrieb den Roman »Schlafes Bruder«?
- ☐ Robert Schindel
- ☐ Robert Schneider
- ☐ Joseph Vilsmaier
- ☐ Robert Schuster

f) Von wem stammt das Drama »Der Traum ein Leben«?
- ☐ Franz Grillparzer
- ☐ Georg Büchner
- ☐ William Shakespeare
- ☐ Jean Baptiste Molière

g) Wer ist der Autor des Romans »Traumpfade«?
- ☐ Arkady Wolschok
- ☐ Bruce Chatwin
- ☐ Jorge Amado
- ☐ Paul Theroux

h) Welcher Friedensnobelpreisträger begann eine berühmt gewordene Rede mit den Worten »Ich habe einen Traum«?
- ☐ Y. Arafat
- ☐ M. L. King
- ☐ M. Gorbatschow
- ☐ D. Tutu

i) Wie lautet der Titel von Stanley Kubricks Verfilmung der »Traumnovelle« von Arthur Schnitzler?
- ☐ Barry Lyndon
- ☐ Shining
- ☐ Eyes Wide Shut
- ☐ Wege zum Ruhm

14. Vorausschauendes Denken

Manche Menschen meinen, in Träumen könne sich die Zukunft offenbaren. Bei dieser logischen Reihe aber ist rationales Denken gefragt: Welches Buchstaben-Muster (A, B oder C) erscheint nicht, wenn Sie die Reihe bis zu Muster 8 logisch fortsetzen?

1

S	C		H
L		A	
F			

2

			F
	S	A	
H	C		

3

	C	S	H
L			
F			

4

			F
		A	S
H	C		

5

S	C		H
L		A	
F			

→ ?

A

			F
		A	S
H	C		

B

	C	S	H
		A	
F			

C

			F
	S		
H	C		

15. Endbuchstaben

Welche Buchstaben müssen Sie rechts einsetzen, damit sich 4 sinnvolle deutsche Eigenschaftswörter ergeben?

Beispiel:	*herr*	*wirk*	*anschau*	*gewöhn*	________
(Lösung: lich)					
traum	sagen	stümper	fabel		________
schläf	trau	gie	eif		________
schlaf	wolken	boden	sinn		________
schlaf	stei	tie	schar		________
traum	arom	emph	autom		________
wach	empfind	ein	grau		________

Lösungen

2. Zum Rechnen
2,5 Stunden.

3. (T)Raumvorstellung
C (weil B die Spiegelung von A ist, C aber nur ein gespiegeltes Element enthält).

4. Stimmt – Stimmt nicht
Morpheus war der griechische Gott des Traumes, Hypnos der Gott des Schlafes. Schlafentzug verbessert Konzentration und Gedächtnis keineswegs, sondern beeinträchtigt sie massiv. Dachse halten keinen Winterschlaf, sondern nur eine Winterruhe, und Schnecken verbringen die Wintermonate in Kältestarre. Tiere mit ausreichend komplexem Gehirn, z. B. Hunde oder Katzen, können träumen. Schlafwandler sollte man nicht abrupt wecken, sondern behutsam ins Bett zurück bringen.

5. Worte finden
Lösungen z. B.: Lage, Tag, Zug, Lunte, Fahne, Fach, Zahn, Stahl, Luft, Flug, Nase, Hase, Flasche, Hals, Falz, Tal, Fang, Zahl, Schaf, Flachs, Achse, Lachs, Lache, Tang, Zange, Schlange, Asche, Lasche, Glatze.

6. Gedächtnis

Winterruhe	Winterschlaf
• Braunbär	• Fledermaus
• Dachs	• Siebenschläfer
• Eichhörnchen	• Haselmaus
• Waschbär	• Igel
• Hirsch	• Hamster

7. Konzentration

A**S**B**C**S**H**D**N**E**A**F**R**G**C**D**H**I**E**J**N**.

8. Übergangsworte

B E T T
F E T T
F E S T
F A S T
F A S S

9. Kreativität

MEER, FLASCHE, PRINZ, MESSER, STEIN, VULKAN.

10. Zwischenwörter

Lied, Rock, Sack, Tabletten (oder: Trunk), Wagen, Zimmer, Pulver, Mittel.

11. Buchstaben-Rechteck

H	N	E	F	A	L	H	C	**S**	E	L	L	A
C	E	A	L	H	A	A	**C**	H	S	E	S	S
E	H	C	A	S	C	**H**	E	A	S	A	L	F
E	S	H	C	A	**A**	A	N	L	H	A	N	L
N	A	F	H	**F**	E	A	**E**	**L**	**C**	**H**	E	E
H	A	L	S	L	A	E	H	E	A	A	H	H
A	H	A	E	E	S	A	C	H	**S**	E	E	C
S	**E**	**S**	**H**	**C**	**E**	L	A	C	**H**	E	S	A
E	L	C	E	N	**F**	A	L	S	**C**	H	A	L
C	S	H	N	A	**F**	E	S	A	**A**	N	N	H
A	E	E	H	C	**A**	F	A	L	**L**	E	E	C
F	L	A	C	H	H	C	S	L	A	F	F	S

12. Zum Rechnen

69 Jahre (davon 17 Schaltjahre) und 366 – 61 Tage =
52 x 365 + 17 x 366 +305 = 18 980 + 6222 + 305 =
25 507 Tage = 178 549 Stunden.

13. Wissen

a) schlafende. b) den Seinen (Bibel, Psalm 127, Vers 2). c) ein gutes Gewissen. d) Tsetse-Fliege (Inkubationszeit: 1 bis 3 Wochen). e) Robert Schneider. f) Franz Grillparzer. g) Bruce Chatwin. h) Martin Luther King. i) Eyes Wide Shut.

14. Vorausschauendes Denken

B.

15. Endbuchstaben

haft, rig, los, f, atisch, sam.

Profi-Tipp: Die Kennwort-Technik

Bei der Kennwort-Technik stellen Sie – wie bei der Loci-Methode – eine Verknüpfung her zwischen neuem Material und bereits gut eingeprägtem, leicht und problemlos abrufbarem Wissen. Sie könnten sich zum Beispiel eine Liste von 26 Kennworten anlegen, indem Sie zu jedem Buchstaben des Alphabets ein Tier assoziieren, dessen Name mit diesem Buchstaben beginnt (alphabetisches Kennwortsystem):

A	Alligator	J	Jaguar	S	Storch
B	Bär	K	Kamel	T	Tausendfüßler
C	Chamäleon	L	Luchs	U	Uhu
D	Dackel	M	Maus	V	Viper
E	Elch	N	Nilpferd	W	Wisent
F	Fuchs	O	Otter	X	Xylophon (Ausnahme)
G	Giraffe	P	Pferd	Y	Yak
H	Hahn	Q	Qualle	Z	Zebra
I	Igel	R	Ratte		

So eine Liste (oder mit anderen Tieren, die Ihnen zu den Buchstaben einfallen) haben Sie wahrscheinlich sehr schnell in Bilder umgesetzt, die Sie gleich im Gedächtnis behalten können.

Im zweiten Schritt verbinden Sie nun die Bilder dieser Liste mit den Bildern einer anderen Liste, die Sie sich einprägen wollen. Den Ablauf lebensrettender Sofortmaßnahmen könnten Sie sich zum Beispiel so merken:

A – Ein Alligator zieht einen Verletzten aus der Gefahrenzone.

B – Ein Bär macht die Atemwege frei und bringt den Verletzten in eine stabile Seitenlage.

C – Ein Chamäleon beatmet bei Atemstillstand.

D – Bei Kreislaufstillstand beatmet ein Dackel und ein zweiter Dackel macht Herzmassage.

E – Bei starker Blutung lagert ein Elch den verletzten Körperteil hoch und legt einen Druckverband an.

F – Bei Schock hält ein Fuchs die geschockte Person warm und spricht beruhigend auf sie ein.

Mit dieser Technik können Sie unmittelbar auf jedes beliebige Element der gelernten Serie zugreifen. Die Kennwort-Technik eignet sich hervorragend zum Lernen von Checklisten und von Gliederungspunkten eines Vortrags.

16. Insekten

1. Merkaufgabe

Prägen Sie sich die Muster in den geometrischen Formen auf diesem Schmetterling gut ein:

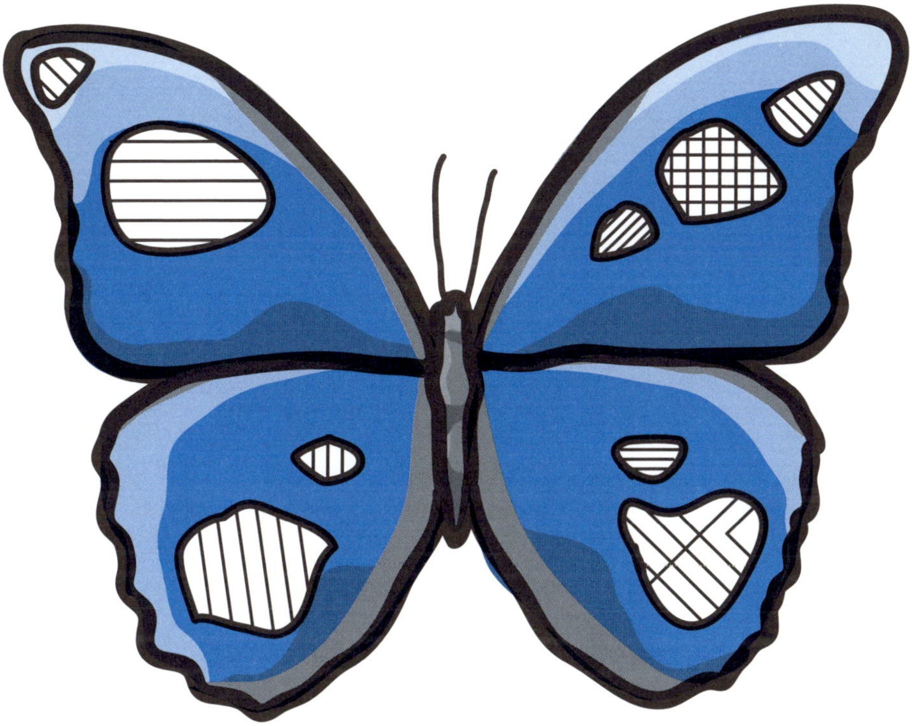

2. Worte zusammensetzen

Welche Worte sind hier zerteilt? Verbinden Sie die zusammen passenden Teile mit Strichen:

Amei	nens	rling
Bie	htfa	est
Wes	hens	otte
Schm	senh	lter
Nac	ette	chabe
Küc	iderm	ügel
Kle	penn	tock

3. Gedächtnis (zu 1. Merkaufgabe)

Ergänzen Sie nun die Muster:

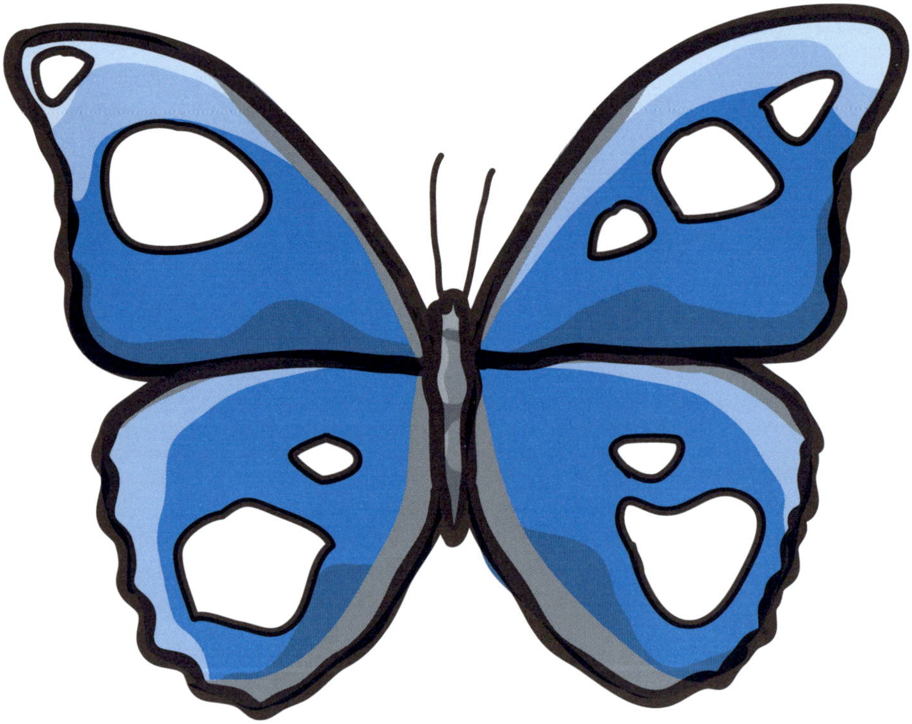

4. Rätsel

Welches Insekt ist das?

a) Als Maja sehr bekannt: ____________________

b) Manchmal in einen Zirkus geflüchtet: ____________________

c) Gut versteckt verrät sie alles: ____________________

d) Lästig auf dem Kopf, aber auch vor Buben: ____________________

e) Nicht aus dem Kopf zu bringende Melodie: ____________________

f) Sie lassen trockenes Gras erbleichen: ____________________

g) Rohes Fleisch auf einem Rost erhitzen: ____________________

h) Durch die Luft in 24 Stunden: ____________________

i) Von einer Fläche abkratzen: ____________________

j) Ein metallisches Wassertierchen: ____________________

5. Allgemeinbildung

Notieren Sie zu mindestens 10 Buchstaben des Alphabets ein Insekt, dessen Name mit dem jeweiligen Buchstaben beginnt:

A	H	O	V
B	I	P	W
C	J	Q	X
D	K	R	Y
E	L	S	Z
F	M	T	
G	N	U	

6. Konzentration

Markieren Sie alle Insekten, die gleich aussehen und in folgender Weise angeordnet sind:

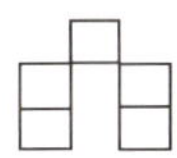

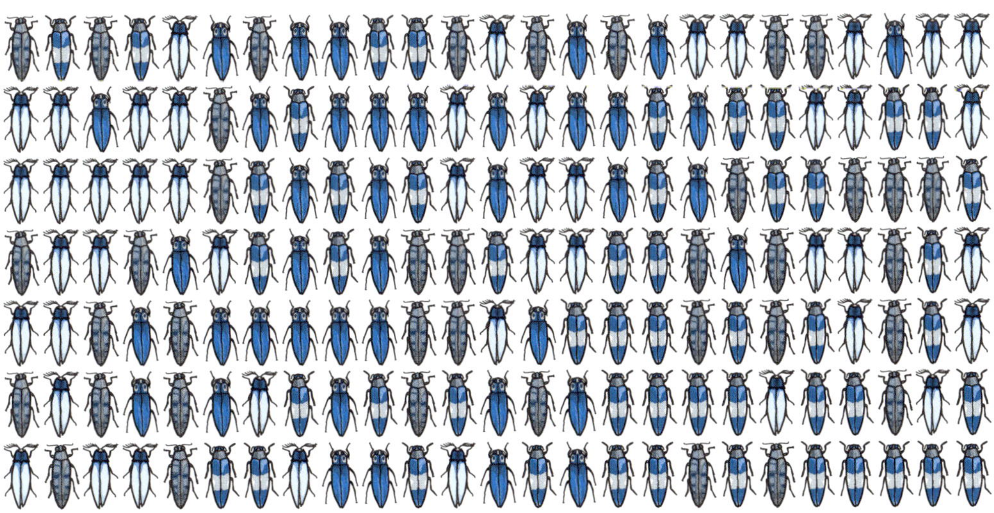

7. Zum Rechnen

In einem Bienenstock produzieren 312 Bienen 1200 Gramm Wachs pro Jahr. Wie viel Gramm Wachs erzeugen im gleichen Zeitraum 390 gleiche Bienen in einem benachbarten Stock?

8. Zwischenwörter

Welches Wort setzen Sie in der Mitte ein?

Insekten	______	Dose	Ameisen	______	Lauch
Stuben	______	Pilz	Kleider	______	Kugel
Wespen	______	Tag	Chitin	______	Faust
Honig	______	Stock	Ameisen	______	Kreuzung

9. Logisches Denken

Welcher der unten abgebildeten Käfer passt an die Stelle des Fragezeichens?

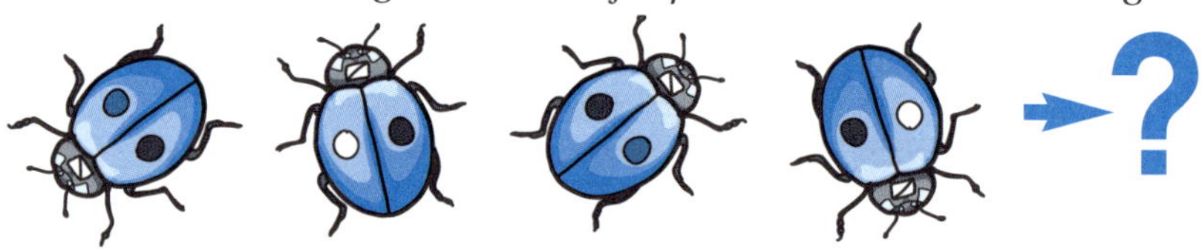

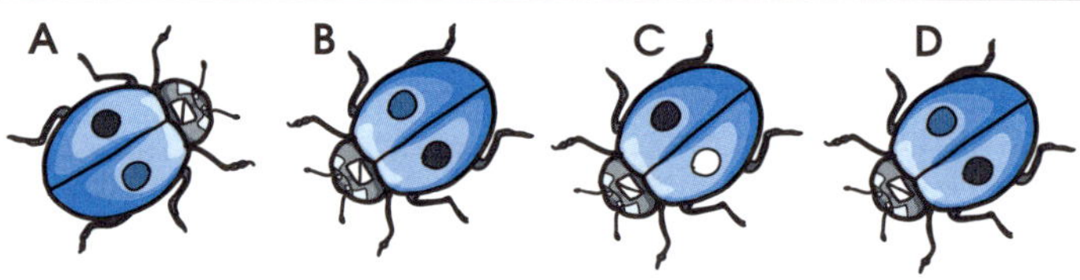

10. Kreativität

Finden Sie zu den folgenden Sätzen einen zweiten Teil, der sich auf den ersten reimt. Notieren Sie durchaus auch skurrile Einfälle:

a) Auf den Wiesen zirpen die Grillen

____

b) Wenn im Sommer Schmetterlinge flattern

____

c) Mich hat eine Biene gestochen

____

d) Ich traf eine Königin der Hummeln

____

e) Wer mit einer Wespe streitet

____

11. Zum Rechnen

a) Der Proteinfaden, den ein Seidenspinner aus seiner Spinnwarze austreten lässt und durch spezielle Kopfbewegungen innerhalb von 60 Stunden zu einem Kokon spinnt, kann bis zu 3000 Meter lang sein. Wie viel Zentimeter Seidenfaden spinnt der Seidenspinner in einer halben Stunde?

____

b) Das Weibchen der Kleidermotte legt durchschnittlich etwa 180 Eier. Zirka 80 Tage später sind sie zu Schmetterlingen entwickelt. Wie viele Kleidermotten gibt es nach 160 Tagen, wenn die Hälfte der Nachkommen weiblich ist?

____

c) Von den 4700 bekannten Libellen-Arten leben etwa 80 in Mitteleuropa. Wie viel Prozent sind das?

____

d) Ein Marienkäfer kann bis zu 50 Blattläuse pro Tag vertilgen. Wie viele Blattläuse vertilgen drei Marienkäfer in 5 Tagen, wenn ausreichend davon vorhanden sind?

____

e) Die Zahl der Punkte ist bei Marienkäfern typisch für die jeweilige Art. Es gibt zum Beispiel Marienkäfer mit 2, 5, 7, 10, 14, 16 und 22 Punkten. Wie viele von diesen Marienkäfern braucht man höchstens, um genau 91 Punkte zu bekommen?

____

12. Anagramme

Die Buchstaben – in die richtige Reihenfolge gebracht – ergeben Namen von Insekten:

ULSA ____________________________________

BECHAS ____________________________________

SEMIEA ____________________________________

ERBSEM ____________________________________

ROHSSINE ____________________________________

TARRIONENZELFT ____________________________________

13. Wissen

Welche der 4 Antworten stimmt?

a) Wie viele Beine hat ein Käfer?
- 4
- 6
- 8
- 10

b) Zu welcher Tiergattung gehören die Hornissen?
- Bienen
- Hummeln
- Wespen
- Käfer

c) Welches Fluginsekt überträgt den Erreger von Malaria?
- Anopheles-Mücke
- Tsetse-Fliege
- Sandmücke
- Fruchtfliege

d) Zu welcher Tierordnung gehört die Gottesanbeterin?
- Gespenstschrecken
- Transzendentschrecken
- Fangheuschrecken
- Grillenschaben

e) Welches Tier ist kein Insekt?
- Silberfischchen
- Ohrwurm
- Kakerlake
- Spinne

f) Welche ist die artenreichste Untergruppe der Insekten?
- Läuse
- Käfer
- Flöhe
- Fliegen

g) Wie heißen die männlichen Bienen?
- Biener
- Angestellte
- Drohnen
- Arbeiter

h) Was besitzen Flöhe nicht?
- Chitinpanzer
- Punktaugen
- Krallen
- Flügel

i) Welches Tier gehört nicht zu den Schmetterlingen?
- Kleidermotte
- Libelle
- Seidenspinner
- Admiral

j) Welches ist kein Entwicklungsstadium des Schmetterlings?
- Ei
- Raupe
- Larve
- Puppe

Lösungen

2. Worte zusammensetzen
Ameisenhügel, Bienenstock, Wespennest, Schmetterling, Nachtfalter, Küchenschabe, Kleidermotte.

4. Rätsel
Biene, Floh, Wanze, Laus, Ohrwurm, Heuschrecke, Grillen, Eintagsfliegen, Schaben, Silberfischchen.

5. Allgemeinbildung
Zum Beispiel: Ameise, Blattlaus, Dungmücke, Eintagsfliege, Floh, Grille, Hummel, Käfer, Libelle, Maulwurfsgrille, Nachtfalter, Ohrwurm, Pferdeschrecke, Rindenwanze, Schmetterling, Termite, Uferschlammkäfer, Wanze, Zikade.

7. Zum Rechnen
1500 Gramm.

8. Zwischenwörter
Spray, Fliegen, Stich, Bienen, Bär, Motten, Panzer, Straße.

6. Konzentration

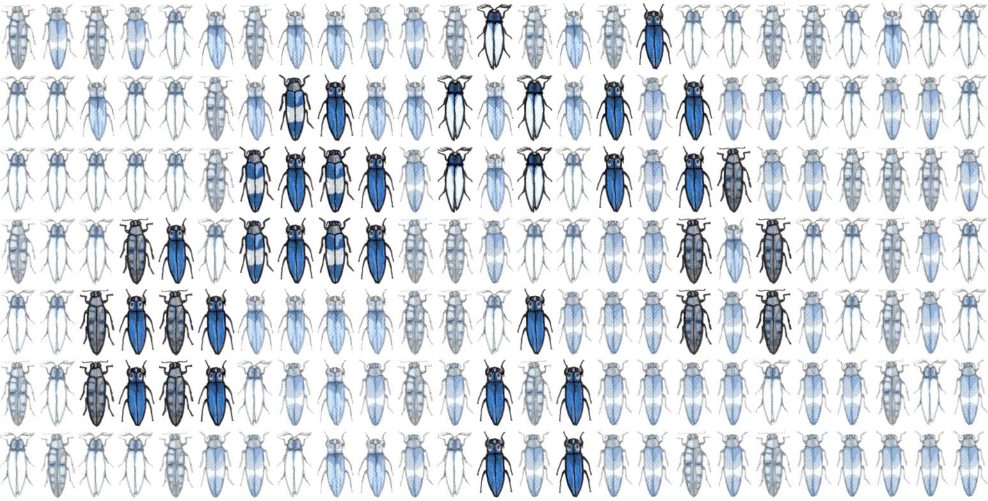

9. Logisches Denken
B.

11. Zum Rechnen
a) 2500 Zentimeter. b) 16 561. c) 1,7 %. d) 750 Blattläuse. e) 22 x 3 + 16 + 7 + 2 = 91 oder 22 x 3 + 10 x 2 + 5 = 91, d. h. 6 Marienkäfer.

12. Anagramme
Laus, Schabe, Ameise, Bremse, Hornisse, Zitronenfalter.

13. Wissen
a) 6. b) Wespen. c) Anopheles-Mücke. d) Fangheuschrecken. e) Spinne (Insekten haben sechs, Spinnen acht Beine.). f) Käfer. g) Drohnen. h) Flügel. i) Libelle. j) Larve.

Profi-Tipp: Die Schlüsselwort-Technik

Atkinson & Raugh veröffentlichten die Schlüsselwort-Methode 1975 speziell als Technik zum Erlernen fremdsprachiger Vokabeln. Sie eignet sich aber auch zum Erlernen von Fachbegriffen. Die Wirksamkeit dieser Methode wurde inzwischen mehrfach wissenschaftlich bestätigt. Die Schlüsselwort-Technik besteht aus 2 Schritten:

1. Verbinden Sie das Klangbild der Vokabel, die Sie sich merken wollen, mit einem Wort Ihrer Muttersprache, das ähnlich klingt wie ein Teil oder die ganze zu lernende Vokabel. Dieses Wort ist Ihr Schlüsselwort.
2. Verknüpfen Sie das Bild dieses Schlüsselwortes mit der bildlichen Vorstellung der Übersetzung.

Damit verbinden Sie einerseits das fremdsprachige Wort durch akustische Ähnlichkeit mit dem Schlüsselwort und andererseits das Schlüsselwort durch bildliche Vorstellung mit der Übersetzung.

Schlüsselworte sollen

- möglichst ähnlich klingen wie das Fremdwort,
- ein anschauliches Bild ermöglichen, mit dem Sie das Schlüsselwort mit der Übersetzung verbinden können,
- immer nur mit einer einzigen Übersetzung verknüpft werden.

Ein Beispiel: Das russische Wort **палъто**, gesprochen »paltó«, heißt auf Deutsch »Mantel«. Die erste Silbe von »paltó« klingt wie »Ball«, daher könnte »Ball« Ihr Schlüsselwort sein. Stellen Sie sich einen zugeknöpften Mantel vor, aus dem oben statt eines Kopfes ein Ball heraussieht. Wenn Sie dieses Bild gut in Ihrem Gedächtnis verankert haben, dann werden Ihnen beim Klang des Wortes »paltó« das Bild und die zugehörige Bedeutung »Mantel« einfallen.

Diese Technik erfordert einige Übung und ist besonders wirksam, wenn die Schlüsselworte vorgegeben sind (z. B. in einem Lehrbuch oder von einem Lehrer). Andererseits ist es aber günstiger, sich die bildliche Vorstellung, in der das Schlüsselwort und die Übersetzung verbunden werden, nicht vorgeben zu lassen, sondern sie selber zu entwickeln. Außerdem ist diese Methode nur dann wirklich effizient, wenn Sie das erworbene Wissen auch tatsächlich anwenden und durch Wiederholung festigen.

17. Kleidung

1. Zum Rechnen

Eine Diebesbande erbeutete bei einem Kürschner 22 Pelze. Durch Hinweise von Augenzeugen kam die Polizei der Bande sehr schnell auf die Spur und hob ihr Versteck kurz nach dem Einbruch aus. In drei Tagen war es den Dieben aber gelungen, täglich 2 Pelze zu verkaufen. Die restlichen Pelze im Gesamtwert von 112 000 Euro wurden sichergestellt und die Bande verhaftet. Wie hoch war der Wert aller gestohlenen Pelze zusammen (unter der Annahme, dass alle Pelze jeweils gleich viel wert waren)?

2. Merkaufgabe

Bitte merken Sie sich, in welcher Stimmung diese Frau welche Schuhe trägt:

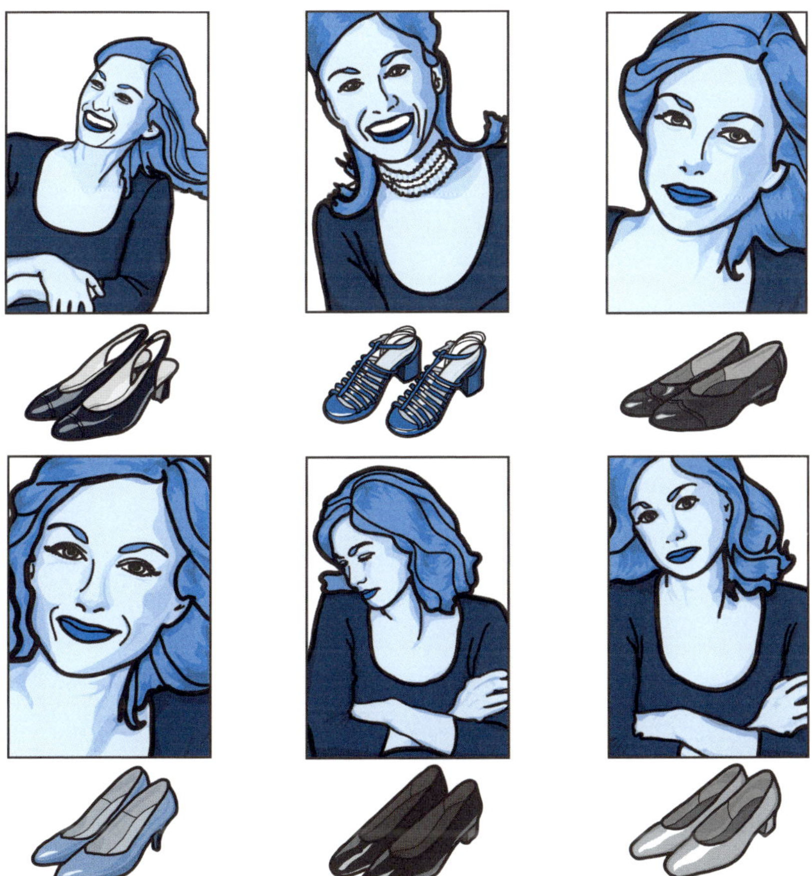

3. Worte finden

Bilden Sie mindestens 8 Adjektive mit den Buchstaben des Wortes
K L E I D E R S C H R A N K:

---

4. Zuordnung

Ordnen Sie den Personen die entsprechende Kopfbedeckung zu, indem Sie den Buchstaben der Kopfbedeckung neben die dazu passende Person schreiben:

a)	Barett	Papst	_____
b)	Mitra	Jude	_____
c)	Dastar	Soldat	_____
d)	Tiara	Sikh	_____
e)	Helm	König	_____
f)	Kippa	Bischof	_____
g)	Krone	Radfahrer	_____

5. Zwischenbuchstaben

Welche Buchstaben müssen Sie in der Mitte einsetzen, damit sich je 2 sinnvolle Hauptworte ergeben? Die Anzahl der Punkte entspricht der Anzahl der fehlenden Buchstaben:

Blu	. .	ele	Kos	. . .	pel
Jac	. .	gel	Bla	. . .	rung
Hau	. .	sen	Blou	. . .	de
Kle	. .	ylle	Gür	. . .	ler
Kut	. .	er	Ano	. . .	ete
Par	. .	mel	Kors	. . .	ikett
Sak	. .	mik	Over	. . .	egorie
Schär	. .	dal	Pyj	. . .	teur
Schür	. .	ichen	Stie	. . .	sen

6. Kleidungsstücke finden

Es gibt solche Tage: Kein Kleidungsstück scheint sich an dem Platz zu befinden, wo man es erwartet. Die Suche nach den verlegten Kleidungsstücken beginnt. Nur die Jacke ist gleich zu sehen. Finden Sie die übrigen 11 Kleidungsstücke?

Jack entgegnete behutsam. Er schaltete das Licht ab. Kann der Diamant elende Gespräche beenden, Philipp? Ullis Empfehlung hätte vielleicht im Barock geholfen. Barbaras Lippen drosselten Uwes Tempo. Er war ein Macho, selten ließ er sich blicken. Ihr tat Jack leid. Er war so eine traurige Schlafmütze. Aber sie kamen voran, Zug um Zug.

7. Gedächtnis (zu 2. Merkaufgabe)

Welche Schuhe gehören zu welcher Stimmung? Zeichnen Sie bitte die richtige Zuordnung mit Pfeilen ein:

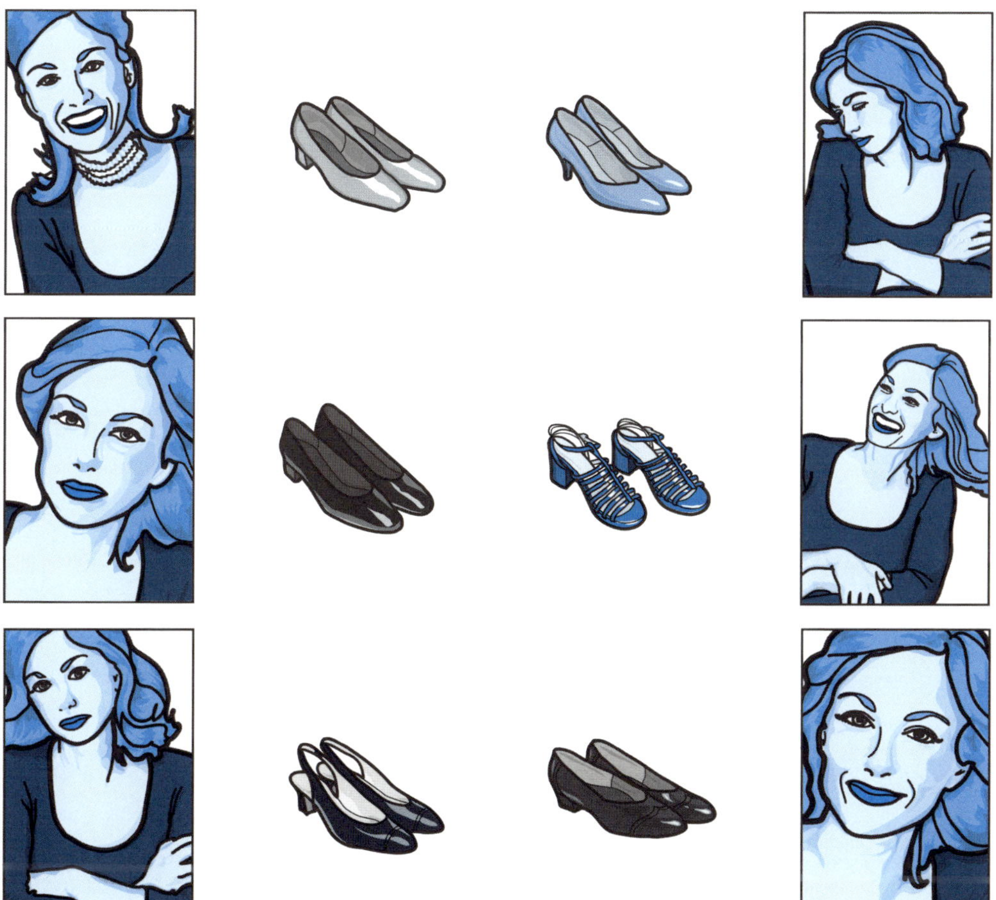

8. Konzentration

Buchstaben-Striptease: Welche Kleidungsstücke bleiben übrig, wenn Sie die jeweils in Klammern angegebene Buchstabenanzahl streichen?

S C H L O S S E R	(5)	____________
S C H U S T E R	(5)	____________
K R A N K E N S C H W E S T E R	(11)	____________

9. Wissen

Notieren Sie zu (möglichst) jedem Buchstaben des Alphabets ein Kleidungsstück:

A	N
B	O
C	P
D	Q
E	R
F	S
G	T
H	U
I	V
J	W
K	X
L	Y
M	Z

10. Übergangsworte

Wie können Sie in 6 Zwischenschritten vom Wort **HEMD** *zum Wort* **HOSE** *gelangen, indem Sie pro Spalte 1 Buchstaben verändern? (Pro Spalte muss ein sinnvolles, deutsches Hauptwort stehen.)*

H							H
E							O
M							S
D							E

11. Zum Rechnen

Frau Maier will die Preisnachlässe während des Schlussverkaufs nutzen und sich für 800 Euro einkleiden. Folgende Kleidungsstücke stehen zur Auswahl:

Ware	Preis in €	Nachlass
Hose	72	40 %
Bluse	84	30 %
Jacke	128	25 %
Pullover	95	20 %
Weste	56	25 %

Ware	Preis in €	Nachlass
Mantel	230	50 %
Socken	6	10 %
Rock	64	25 %
Gürtel	48	15 %
Kostüm	302	40 %

Wie viel Geld bleibt Frau Maier übrig, wenn Sie jeweils ein Stück kauft?
(Bitte benutzen Sie für die Rechnungen keinen Taschenrechner!)

12. Kreativität

Lassen Sie Ihrer Fantasie freien Lauf und kleiden Sie die beiden Strichmenschen möglichst abwechslungsreich ein:

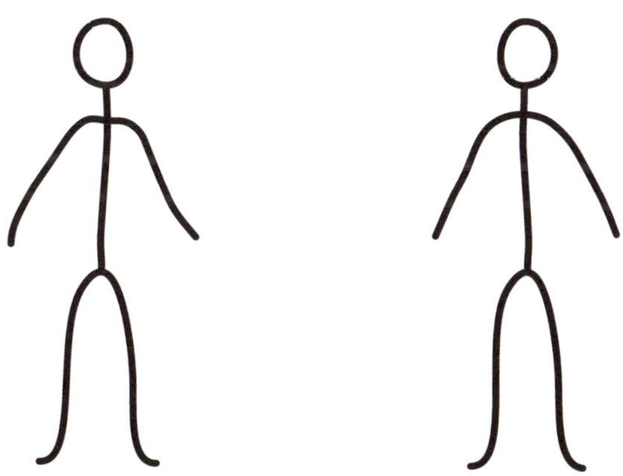

13. Konzentration

Kathrin Weber ist 4 Jahre alt und trägt Schuhe der Größe 24. Bitte markieren Sie in der folgenden Zahlenreihe jeweils jene 4 Zahlen, die unmittelbar aufeinander folgen und die Summe 24 ergeben:

1 3 4 8 7 4 5 4 9 5 2 9 7 9 6 2 5 9 9 2 2 8 8 6 3 4 9 7 3 6 6 5 8 4 8 3 7 2 9 4 7 5 9 1 8 1 7 8 1
3 2 5 4 9 6 1 7 8 9 2 5 7 9 4 5 8 4 7 6 9 3 4 8 8 5 2 7 9 8 1 3 8 6 6 3 9 9 5 4 5 9 7 2 8 9 5 1 8
9 7 1 8 7 6 2 8 9 3 5 1 9 8 7 2 7 3 9 6 8 1 8 5 7 3 4 9 7 4 2 9 8 2 6 9 7 6 3 7 4 8 5 3 7 6 2 9 3
8 5 7 4 1 3 9 8 6 2 7 4 9 5 6 7 9 1 8 6 8 3 9 5 6 2 9 7 4 5 7 3 8 8 9 1 4 9 7 4 6 8 5 4 9 2 8 5 2

14. Logisches Denken

Welcher Anzug setzt die Reihe logisch fort?

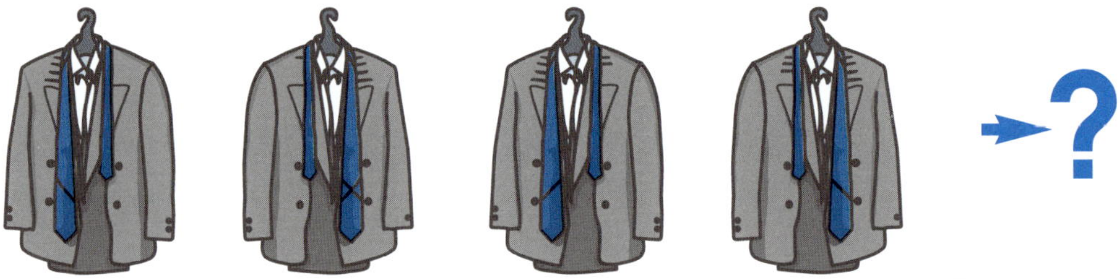

A B C D E

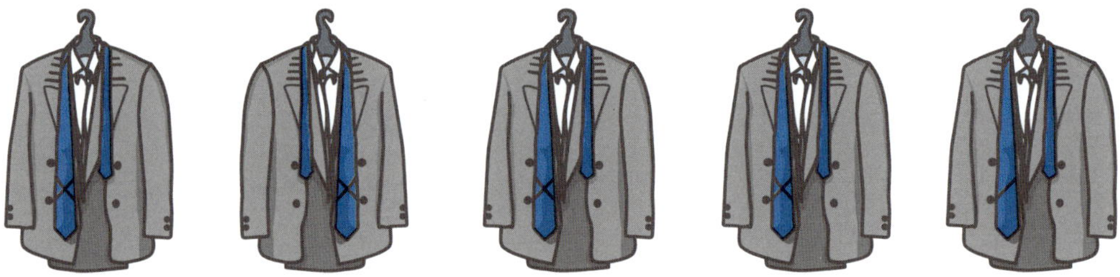

Lösungen

1. Zum Rechnen
112 000 : 16 x 22 = 154 000 Euro.

3. Worte finden
Lösungen sind z. B.: reich, rein, rasch, krank, schlank, siech, dick, leer, klein, klar, rar, naerrisch, elend, irr, lasch, ...

4. Zuordnung
A. Barett–Soldat, B. Mitra–Bischof, C. Dastar–Sikh, D. Tiara–Papst, E. Helm–Radfahrer, F. Kippa–Jude, G. Krone–König.

5. Zwischenbuchstaben
SE, KE, BE, ID, TE, KA, KO, PE, ZE, TÜM, ZER, SON, TEL, RAK, ETT, ALL, AMA, FEL.

6. Kleidungsstücke finden
Jack entgegnete be**hut**sam. Er **schal**tete das Licht ab. Kann der Dia**mant el**ende Gespräche beenden, Philip**p? Ulli**s Empfehlung hätte vielleicht im Ba**rock** geholfen. Barbara**s Lip**pen drosselten U**wes Te**mpo. Er war ein Mac**ho, se**lten ließ er sich blicken. Ihr tat Jac**k leid**. Er war so eine traurige Schlaf**mütze**. Aber sie kamen vor**an, Zug** um Zug.

8. Konzentration

SC**H**L**OS**S**E**R
SC**HU**S**T**ER
KRANKENSCH**WESTE**R

9. Wissen

Mögliche Lösungen sind z. B.: Badehose, Cape, Dessous, Einreiher, Feuerwehrhelm, Gürtel, Helm, Inkamütze, Jacke, Kittel, Latzhose, Mantel, Neoprenanzug, Overall, Parka, Rüstung, Schleier, T-Shirt, Uniform, Weste, Zylinder.

10. Übergangsworte

H	H	H	H	H	H	H	H
E	E	E	A	A	A	A	O
M	L	L	L	L	S	S	S
D	D	M	M	T	T	E	E

11. Zum Rechnen

93,6 Euro.

13. Konzentration

134**8745**49529**7962**5992**2886**349736658483729475591**8178**1
32**5496**17**8925**794**5847**6**9348**8527981386**6639**954597**2895**18
97187628935198**8727**3**9681**8573**4974**298**2697**63**7485**3**7629**3
8574139862 7**4956**7**9186**8395**6297**457388891**4974**6854**9285**2

14. Logisches Denken

D.

Profi-Tipp: Zahlen merken

Wenn es Ihnen gelingt, Zahlenmaterial mit Bedeutung anzureichern, dann öffnen sich plötzlich Gedächtnistore und auch die Speicherung längerer Zahlenreihen gelingt leicht. Einzelne Zahlen wie z. B. Jahreszahlen lassen sich mittels Reimen gut einprägen: »3 – 3 – 3 – bei Issos Keilerei« lässt Sie dieses markante Datum und den Ort nie wieder vergessen, an dem Alexander der Große das Perserheer des Dareios III. besiegte.

Eine weitere Möglichkeit, sich Zahlen zu merken, ist die Verbindung mit bereits bekannten Zahlen: So könnten Sie eine siebenstellige Telefonnummer in Zahlengruppen zerlegen, die Ihnen bekannt sind, zum Beispiel Geburtsdaten oder Hausnummern. Durch Rhythmisierung verringern Sie die Informationsmenge einer Zahl, indem Sie sie in Gruppen zerlegen, die Sie sich dann als klanglich zusammengehörig einprägen.

Sie können Zahlen aber auch mit Bedeutung versehen, indem Sie sie mit Bildern verknüpfen, die eine optische Ähnlichkeit zu den Zahlen aufweisen. Zum Beispiel:
0 … Ball, 1… Stift, 2 … Schwan,
3 … Gesäß, 4 … Segel,
5 … Rollstuhl, 6 … Trillerpfeife,
7 … Sense, 8 … Schneemann,
9 … Monokel.
Mit diesen Bildern gestalten Sie eine Geschichte (siehe Geschichten-Technik) oder Sie ordnen sie einer Ortsreihenfolge zu (siehe Loci-Methode).

Eine sehr ausgefeilte, jedoch zunächst etwas aufwändigere Methode ist die Verwendung einer Codewörter-Liste, die auf der Zuordnung von Zahlen zu (Doppel-) Konsonanten beruht:
1 = d oder t (1 senkrechte Linie).
2 = N (2 senkrechte Linien).
3 = M (3 senkrechte Linien).
4 = r (letzter Buchstabe von »vier«).
5 = L (lateinisches Zahlensystem).
6 = ch, x oder sch (Wortklang).
7 = K, ck, g, Q oder J.
8 = f, pf oder v.
9 = p oder b (Formähnlichkeit).
0 = Z, s, c oder ß (von »zero«).
Da kein Vokal für eine Ziffer steht, werden Vokale beliebig eingefügt. Eine Codewörterliste finden Sie zum Beispiel bei Werner Metzig & Martin Schuster (2003) im Buch »Lernen zu lernen«.

Sowohl die Konsonantenzuordnung als auch die Codewörter können Sie verwenden, um längere Zahlen zusammenzusetzen. Die Codewörter eignen sich auch als Kennwortliste (siehe Kennwort-Technik).

18. Affen

Dieses Training ist »umgestülpt« und »verkehrt« und beginnt daher auf Seite 155 rechts unten! Bitte schreiben Sie Ihre Lösungen ebenfalls von rechts nach links.

D N U H
D N U M
D N O M
A N O M

etrowsgnagrebÜ .51

.effanewöL ,effanesaN ,effathcaN ,effatzsiL ,eztakreeM

nednif etrowlaripS .31

.4

nenhceR muZ .21

… ,leffübnreffaK ,tiehtreitkeffA ,dnalneffaralhcS ,effaraK ,effariG
,reffartieZ ,reffaG ,lleffahcS ,tkeffA ,leffaW :.B .z negnusöL eretieW

nednif etroW .11

.neisatsodüS (e .eztaK (d . gnarO (c .effA (b .esnapmihcS (a

nessiW .01

.ets-IK-aS ,fal-HCS-neM
,tiehs-OB-onoB ,nr-EK-akaM ,eztar-TAM-irP ,lem-RUM-eL
,eigola-NA-ivaP ,nob-NOB-biG :leipsieB muz dnis negnusöL ehcilgöM

nebatshcubnehcsiwZ .9

.dnis etieS neknil red
fua nreffiZ red nemmuS eid etieS nethcer red fua nelhaZ eid lieW

neknedhcaN muZ .8

E T N E
T R U G
S U A L
E F F A

tardauqnebatshcuB .7

.53 (b .02 (a

nenhceR muZ .6

.tiekgitref- ,legan- ,eppuk- ,reitregniF (j
.lefpig- ,rerhüf- ,krew- ,alliroggreB (i
.ebbor- ,negark- ,ehcsat- ,naivapletnaM (h
.shcuw- ,reieg- ,nleppots- ,ikastraB (g
.dgaj- ,regnuh- ,elhöh- ,ikamneräB (f

.runhcs- ,rehcam- ,egalba- ,effatuH (e
.nefport- ,legülf- ,gnir- ,effanesaN (d
.ttog- ,esiaw- ,tiez- ,effablaH (c
.nennurb- ,suam- ,retier- ,effagnirpS (b
.eppup- ,ettom- ,gnuginier- ,effaredielK (a
:leipsieB muz dnis negnusöL ehcilgöM
retröwsgnafnA .5

HJFKFIEJSKJSKALWKNKSMWAXCVFGHJLKUTEVCYX
ETSFHJKLNCVMYWQAEIOVXMWUTFHJOMWEFAXIHJ
GKQLAXNMYLKJFGIOTEWNQJSFLAKSFHMWQLNUZII
GHLKAWQNMXLOYZUTHIQAHSUINMWLOZEHIANCVM
CVNWMSYLXOQIUWAKSLXMYNAIHWMEIAKSOEKQLX
HJTZUEWOFQASLFJYOIXZXYNIFGSOWKQNMSMIANI

noitartneznoK .4

.ikaM (h .alliroG (g
.nehcsneM (f . «nekcorT» dnu «lamhcS» reßua sella (e .neffablaH (d
.esnapmihcS (c . «nesnapmihcS» reßua sella (b .nehcsneM (a
thcin tmmitS - tmmitS .3

.eztakreeM (e
.effallürB (d .effaremmalK (c .esnapmihcS (b .alliroG (a
nednif etroW .2

.0004
neknedhcaN muZ .1

negnusöL

(.adanerG lesnikibiraK
red fua dnu akirfA nehciltsew mi nebel neztakreemanoM)

D	N	U	H
A	N	O	M

(.nehets troW sehcstued sellovnnis nie ssum elieZ orP)
?nrednärev nebatshcuB 1 run remmi elieZ orp eiS medni ,negnaleg
DNUH *troW muz* **ANOM** *troW mov nettirhcsnehcsiwZ 2 ni eiS nennök eiW*

etrowsgnagrebÜ .51

effaremmalK = +

effatuH = +

effanehcsneM = +

:redliB nednelhef eid – nennök eiS
tug os – eiS nenhciez ettibB .uzad redliB eid reba nelhef se ,nednahrov ,etrowtpuaH
netztesegnemmasuz eid ,negnusöL eid dnis lestärredliB meseid ieB

tätivitaerK .41

K	R	E
A	M	E
T	Z	E

F	F	E
A	L	I
T	Z	S

C	A	E
H	N	F
T	A	F

F	A	N
F	N	E
E	A	S

W	E	N
Ö	L	A
E	F	F

?neheg ekcE renie uz sib neßua hcan gnugeweblaripS
renie ni dnu nennigeb murtneZ mi ,nednewrev etardauQ nedneglof
red nebatshcuB ella sliewej eiS nnew ,eiS netlahre troW sehcleW

nednif etrowlaripS .31

.7 :trowtnA
?nerobeg nehcbieW-alliroG sad tah nemmokhcaN efiersthcelhcseg
eleiv eiw ,thcin efiersthcelhcseG eid thcierre ereitgnuJ nednebielbrev
red lethcA nie dnu tbrits nenerobegueN red letfnüF nie ,nemmonegnA
.tleW ruz segnuJ senleznie nie se tgnirb erhaJ
___________________ ella awtE .fiersthcelhcseg nehcbieW nie tsi nerhaJ 8 nov
retlA mI .nerhaJ 84 uz sib tgärteb salliroG nov gnutrawresnebeL eiD

nenhceR muZ .21

____

____

____

:nebah nut uz effA reiteguäS med tim
sthcin reba ,netlahtne (E-F-F-A eglofnehieR red ni uaneg nebatshcuB
ned tim) **EFFA** *troW sad eid ,etrowtpuaH 01 snetsednim eiS nedniF*

nednif etroW .11

neilartsuA ☐ neisalartneZ ☐ akirfalartneZ ✓ akiremadüS ☐
? ______________________ in reßua (hcsneM :emhansuA)
neffanehcsneM nebel edrE red noigeR rehclew nI (e

eztakreeM ✓ eztakdliW ☐ eztaksuaH ☐ eztakmaiS ☐
? ______________________ eniek tsi ereiT reseid sehcleW (d

eitsebdlaW ☐ hcsneM tsaF ☐ reiT setnuB ☐ hcsnemdlaW ✓
?hcstueD fua natU-______________________ tßieh saW (c

alliroG ☐ naivaP ✓ natU-gnarO ☐ esnapmihcS ☐
?negitranehcsneM
red eilimafrebÜ ruz thcin tröheg ______________________ rehcleW (b

ivaV ☐ iroL ☐ obonoB ✓ gnamaiS ☐
?tnnaneg hcon ______________________grewZ red driw eiW (a

:negarF eid eiS neznägrE

nessiW .01

. . .	IK	. .	. . . . .	TAM	. . .
. . .	HCS	. . .	. . .	RUM	. .
. . . . .	OB	. . . .	. . . . . .	NA	. . . .
. .	EK	. . . .	. . .	NOB	. . .

(.nierebü nebatshcuB red lhaznA red
tim tmmits etknuP red lhaznA eiD) ?nebegre etrowtpuaH ellovnnis
2 ej hcis timad ,neztesnie sknil dnu sthcer eiS nennök nebatshcuB ehcleW

nebatshcubnehcsiwZ .9

5983 62

6588 72

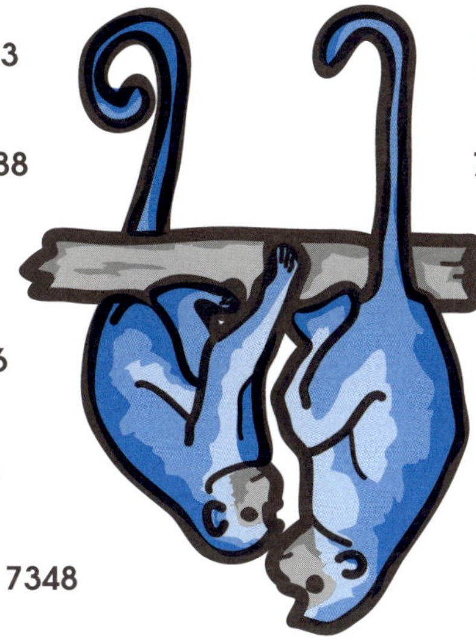

9176 32

4983 42

7348 22

?uzad thcin lhaZ etreikram eid tssap muraW

neknedhcaN muZ .8

E	T	N	E
T			G
S			L
E	F	F	A

:nebegre etroW ehcstued ellovnnis nebo hcan netnu nov dnu sknil
hcan sthcer nov hcis timad ,nebatshcuB 4 nednelhef eid eiS neznägrE

tardauqnebatshcuB .7

.snobbiG 04 :trowtnA
?nebel nretemoliktardauQ
7 nov ehcälF renie fua nennök snobbiG eleiv eiw
,tsi ßorg ratkeH ____________ neraaP-nobbiG nov reiveR sad nneW (b

.reteM 41 :trowtnA
?nerhüreb neztipsregniF ned tim edareg rednanie
eis iebow ,nessafmu nemrA nerhi tim snatU-gnarO rehclos (tednureg lhaZ
eznag enie fua) ____________ ned ,sesierK senie ressemhcruD red tsi ßorg eiW
.nehcierre reteM 02,2 uz sib nnak snatU-gnarO senie emrA red etiewnnapS eiD (a

nenhceR muZ .6

________	________	________	reiT-	regniF	(j
________	________	________	alliroG-	greB	(i
________	________	________	naivaP-	letnaM	(h
________	________	________	ikaS-	traB	(g
________	________	________	ikaM-	neräB	(f
________	________	________	effA-	tuH	(e
________	________	________	effA-	nesaN	(d
________	________	________	effA-	blaH	(c
________	________	________	effA-	gnirpS	(b
________	________	________	effA-	redielK	(a

?nebegre
etrowtpuaH etztesegnemmasuz ellovnnis eretiew 3 troW netsre med
tim nemmasuz hcis timad ,neztesnie eiS nennök etroW 3 ehcleW

retröwsgnafnA .5

GHJFKFIEJSKJSKALWKNKSMWAXCVFGHJLKUTEVCYX
WETSFHJKLNCVMYWQAEIOVXMWUTFHJOMWEFAXIHJ
HGKQLAXNMYLKJFGIOTEWNQJSFLAKSFHMWQLNUZII
FGHLKAWQNMXLOYZUTHIQAHSUINMWLOZEHIANCVM
FCVNWMSYLXOQIUWAKSLXMYNAIHWMEIAKSOEKQLX
GHJTZUEWOFQASLFJYOIXZXYNIFGSOWKQNMSMIANI

:nehetseb neiniL (nenegobeg neleiv gibeileb dnu)
nedareg ierd sla reginew sua eid ,hcrud nebatshcuB ella
eiS nehcierts ettiB .nedrew tedlibeg neiniL nedareg ierd snetsednim
sua eid ,nemmasuz nebatshcuB sua run hcis tztes **EFFA** *troW saD*

noitartneznoK .4

thcin tmmitS ☐ tmmitS ✓
.esiepS ehcsinapaj enie hcua nrednos
,effanesanthcueF nie run thcin tsi ______________ niE (h

thcin tmmitS ☐ tmmitS ✓
.tamirP ednebel etßörg red tsi ______________ reD (g

thcin tmmitS ☐ tmmitS ✓
.nedoirepsgnuznalfptroF netsef eniek neffa______________
eid nebah nereiteguäS neredna uz ztasnegeG mI (f

thcin tmmitS ✓ tmmitS ☐
.neffanesan______________
red gnundrolieT ruz tröheg hcsneM reD (e

thcin tmmitS ☐ tmmitS ✓
.therdeg thcin nefierG mieb ______________________
nov nemuaD red driw nehcsneM dnu neffA uz ztasnegeG mI (d

thcin tmmitS ☐ tmmitS ✓
. ______________________ nie raw hateehC nehcffämliF snazraT (c

thcin tmmitS ✓ tmmitS ☐
.tmhüreb
______________________ red nirehcsrofrE sla edruw lladooG enaJ (b

thcin tmmitS ☐ tmmitS ✓
.neffa- ______________________ dnis snatU-gnarO (a

:tmmits trowtnA eid ssad ,os egassuA eid eiS neznägrE

thcin tmmitS – tmmitS .3

______________________ :trowtnA
ekraM ,ezreK ,eeT ,retaK (e

______________________ :trowtnA
ebaR ,lefflüB ,ellaF (d

______________________ :trowtnA
remmaK ,amraK ,amaL ,eeffaK (c

______________________ :trowtnA
ssaP ,ehcsiN ,ehcsaM (b

______________________ :trowtnA
llirG ,llorG ,llA (a

?tedlibeg etroW eid nedruw setrowtpuaH nehclew nebatshcuB ned tiM

nednif etroW .2

.2893 :trowtnA
?nhabdliW neierf red ni nebel sllirD eleiv eiW .yendyS ni
sla eleiv os laM ierd dnis saD .sllirD 3 nihremmi tläh nodnoL .yendyS
ni renej sla tztiseb sllirD eleiv os tleppod nihremmi rehclew ,atrakajD ni
ooZ red sla sllirD eleiv os laM shces tgrebreheb ooZ-revonnaH reD
:nrehcis uz sllirD red nebelrebÜ sad ,treisilaizeps fuarad dnis sooZ reiV
.tztähcseg ______________________ fua etueh driw enaivaP-llirD red dnatseB
etiewtlew reD .netrareiT nethordeb ned uz tlhäz naivaP-llirD reD

nenknedhcaN muZ .1

Profi-Tipp: Namen und Gesichter merken

Ähnlich wie bei Zahlen geht es auch beim Merken von Namen und Gesichtern darum, diese jeweils mit Bedeutung und einer bildhaften Vorstellung zu versehen. Manche Namen lassen sich ganz einfach mit einem Bild verbinden, weil sie einem anschaulichen Begriff entsprechen: Es fällt Ihnen bestimmt nicht schwer, sich die Namen »Rosenberger«, »Brückner« oder »Taucher« bildlich vorzustellen.

Bei anderen Worten, die keine unmittelbare bildhafte Umsetzung nahe legen, bilden Sie Ersatzworte, die ähnlich klingen und eine bildlich umsetzbare Bedeutung haben: Wie würden Sie zum Beispiel die Namen »Vychytil«, »Klingebiel«, »Pospischil« und »Zabka« zu Bildern machen? Vychytil ... vielleicht als »Weichventil«? Klingebiel ... klingt eventuell wie »Klingelbild«? Pospischil ... als »Post-Bild-Schild«? Und Zabka ... als »Zappel-Ka«? (»Ka« im Sinne von: Buchstabe oder Dschungelbuch-Schlange.)

Sobald Sie den Namen in ein brauchbares Bild umgesetzt haben, verknüpfen Sie dieses Bild mit einem auffälligen Merkmal des zugehörigen Gesichts. Das können eine Glatze oder eine Besonderheit der Nase ebenso sein wie die Gesichtsform oder eine Brille. Frau Zabkas blaue Metallbrille zum Beispiel könnte größte Mühe haben, sich auf einer »Zappel-Ka«-Schlange festzuhalten.

Wenn Sie die Bildung von Ersatzworten üben, dann wird sie Ihnen allmählich ganz geläufig werden und die Verbindung von Namen und Gesichtern beträchtlich erleichtern. In jedem Fall aber bewirken schon das aufmerksame Betrachten des Gesichts und die konzentrierte Auseinandersetzung mit dem entsprechenden Namen, dass Sie sich eine Gesicht-Name-Kombination besser merken. Um auf Nummer sicher zu gehen, lassen Sie sich einen Namen nach gewisser Zeit erneut nennen und rufen Sie sich die Namensbild-Gesichtsmerkmal-Vorstellung wieder in Erinnerung. So prägt sich diese Verknüpfung noch besser ein.

Wissenschaftliche Untersuchungen haben ergeben, dass diese Technik kurz- und langfristig effizienter ist als irgendeine andere spontan eingesetzte Strategie. Es lohnt sich daher, etwas Übungsaufwand zu betreiben und sich die geschilderte Methode anzueignen, wenn Sie sich beim »Namen-zu-Gesichtern-Merken« verbessern wollen.

19. Nagetiere

1. Merkaufgabe

Prägen Sie sich den hierarchischen Abrufplan der Systematik der Nagetiere gut ein:

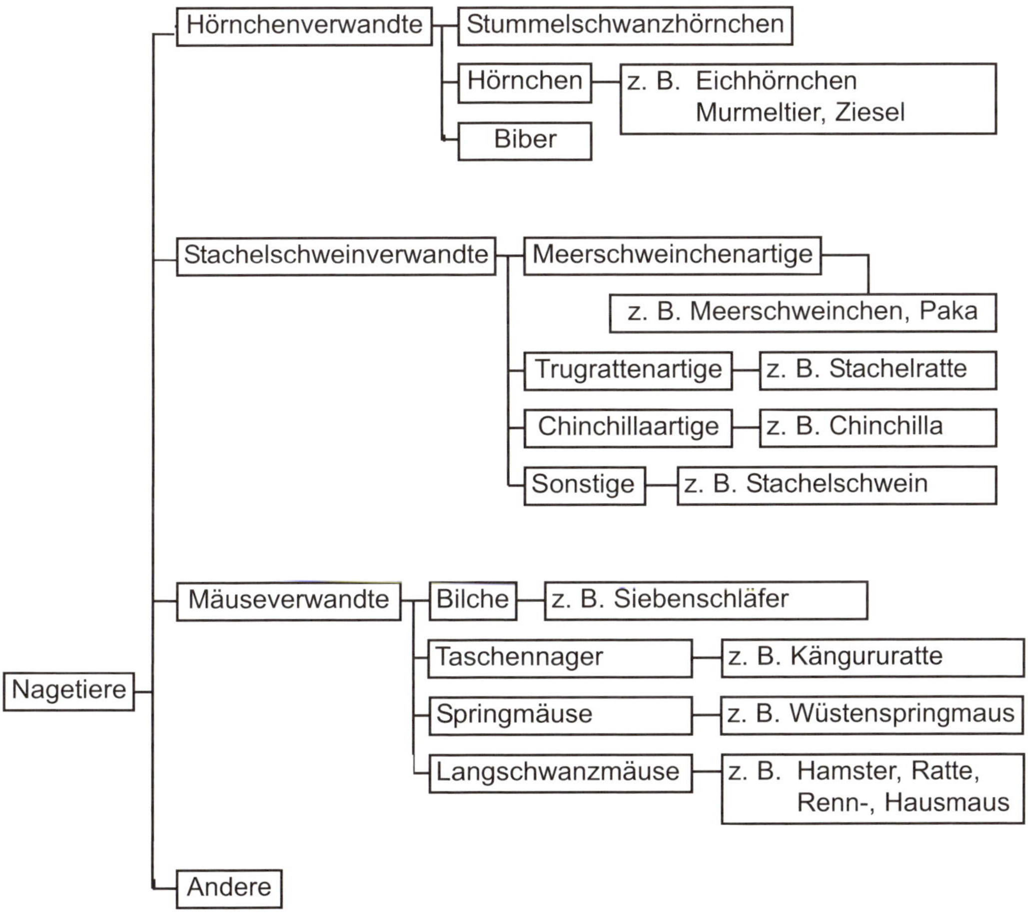

2. Worte finden

Bilden Sie mindestens 10 Verben (im Infinitiv) mit den Buchstaben des Wortes **W Ü S T E N R E N N M A U S:**

____

____

____

3. Zum Rechnen

a) Ein Chinchillaweibchen bringt zwei Mal pro Jahr jeweils 2 Junge zur Welt. Wie viele Junge dieses Chinchillaweibchens gibt es in 18 Jahren, wenn durchschnittlich ein Achtel davon gleich nach der Geburt stirbt?

____

b) Stachelschweine haben die längsten Stacheln aller Säugetiere. Manche Spieße können 40 cm lang werden und einen Radius von 3 mm haben. Wie viele solcher Spieße braucht man, um ein Quadrat mit der Seitenlänge 120 cm damit vollständig zu bedecken (vorausgesetzt, die Spieße sind überall gleich dick)?

____

c) Haselmäuse wiegen durchschnittlich etwa 28 Gramm. Angenommen, Sie wollen diese Mäuse mit Hilfe einer Balkenwaage wiegen, für die Sie jedoch als Gegengewicht nur 17-Gramm-Metallstücke zur Verfügung haben: Wie viele Haselmäuse und wie viele Metallstücke müssen Sie mindestens auf die Waage legen, damit die Waagschalen genau in Balance sind?

____

4. Stimmt – Stimmt nicht (zu 1. Merkaufgabe)

Kreuzen Sie bitte an, ob eine Aussage stimmt oder nicht:

a) Das Ziesel ist ein Nagetier.
☐ Stimmt ☐ Stimmt nicht

b) Meerschweinchen gehören zu den Stachelschweinverwandten.
☐ Stimmt ☐ Stimmt nicht

c) Kängururatten sind Langschwanzmäuse.
☐ Stimmt ☐ Stimmt nicht

d) Das Chinchilla ist ein Hörnchen.
☐ Stimmt ☐ Stimmt nicht

e) Hamster gehören zu den Meerschweinchenartigen.
☐ Stimmt ☐ Stimmt nicht

f) Der Biber gehört zu den Hörnchen.
☐ Stimmt ☐ Stimmt nicht

g) Bilche sind Siebenschläfer.
☐ Stimmt ☐ Stimmt nicht

h) Einige Nagetiere sind Stachelschweine.
- Stimmt
- Stimmt nicht

i) Nicht alle Eichhörnchen gehören zu den Hörnchenverwandten.
- Stimmt
- Stimmt nicht

j) Spring-, Renn- und Hausmäuse gehören zu den Mäuseverwandten.
- Stimmt
- Stimmt nicht

5. Hand-Augen-Koordination

Auf welchem Weg findet die Maus zum Käse?

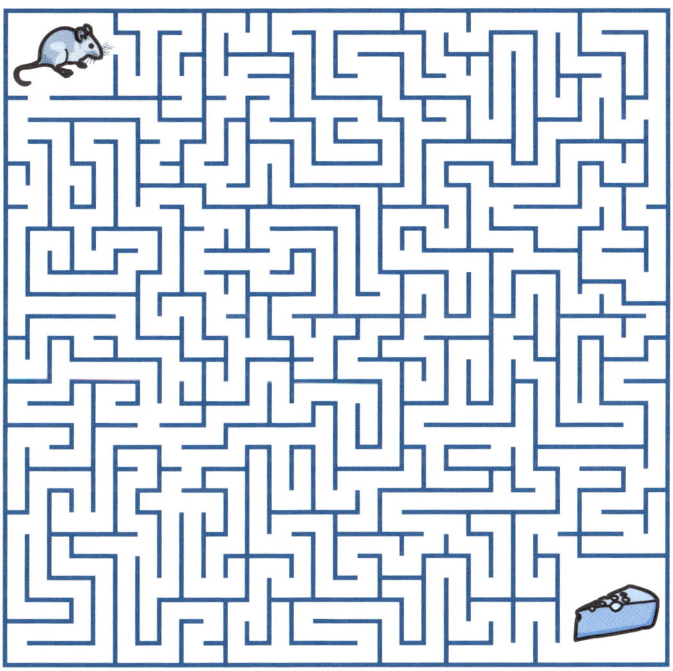

6. Raumvorstellung

Welches Chinchilla passst nicht dazu?

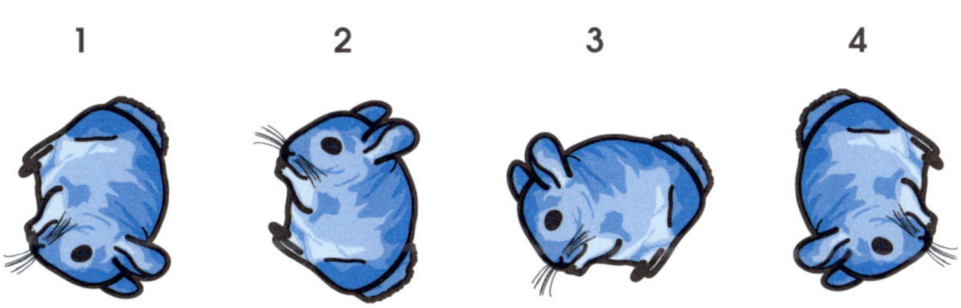

7. Anagramme

Bringen Sie die Buchstaben der Nagetiernamen in die richtige Reihenfolge:

TREAT	____________	**SHUAASUM**	____________
BRIBE	____________	**TREMERLIUM**	____________
SHREAMT	____________	**SHAELCTWEHCINS**	____________

8. Kreativität

Was könnten die folgenden Abkürzungen bedeuten? Lassen Sie Ihrer Fantasie freien Lauf (z. B.: Muster Aller Undichten Stellen):

M.A.U.S.: ______________________________

R.A.T.T.E.: ______________________________

P.A.K.A.: ______________________________

9. Buchstabenrechteck

Finden Sie die **MAUS**, *die sich waagrecht, senkrecht oder diagonal im Buchstabenwirrwarr versteckt hat? Die Buchstaben des Wortes* **MAUS** *liegen in der richtigen Reihenfolge auf einer geraden Linie:*

M	S	A	U	M	A	A	U	S	M	A	S	U
S	U	A	A	M	A	A	U	U	U	A	M	A
S	U	U	S	U	U	A	S	A	M	A	S	A
U	S	S	S	U	U	M	M	S	U	U	A	M
A	U	A	U	A	I	U	A	M	S	A	U	S
S	M	M	A	U	M	A	M	A	U	U	S	U
M	A	U	M	S	U	S	U	U	M	U	U	A
U	U	U	S	M	A	U	A	U	A	S	A	U
A	M	S	A	U	S	U	S	A	U	M	S	M

10. Wissen

Welche der 4 Antworten stimmt?

a) Auf welchem Kontinent gibt es keine Nagetiere?
☐ Amerika ☐ Antarktis ☐ Australien ☐ Asien

b) Welches ist kein Nagetier?
☐ Ratte ☐ Hamster ☐ Paka ☐ Hase

c) Welches ist ein Nagetier?
☐ Igel ☐ Spitzmaus ☐ Maulwurf ☐ Ratte

d) Wie heißt das größte Nagetier?
☐ Nashörnchen ☐ Stachelschwein
☐ Wasserschwein ☐ Chinchilla

e) Wie viele Eichhörnchen müssen für einen Pelzmantel sterben?
☐ 30 ☐ 70 ☐ 110 ☐ 150

f) Wie wird die Behausung eines Bibers genannt?
☐ Burg ☐ Damm ☐ Bau ☐ Nest

g) Von wem stammt die Komödie »Der Biberpelz«?
☐ Ludwig Ganghofer ☐ Arno Holz
☐ Michael Kramer ☐ Gerhart Hauptmann

h) Franz Biberkopf ist die Hauptfigur welches Romans?
☐ »Ansichten eines Clowns« ☐ »Die Blechtrommel«
☐ »Berlin Alexanderplatz« ☐ »Tauben im Gras«

i) In welcher Musikepoche komponierte Heinrich Ignaz Franz Biber?
☐ Renaissance ☐ Barock ☐ Klassik ☐ Romantik

11. Logisches Denken

Welches der unten abgebildeten Rattenquadrate passt an die Stelle des Fragezeichens, damit die Reihe von links nach rechts richtig fortgesetzt wird?

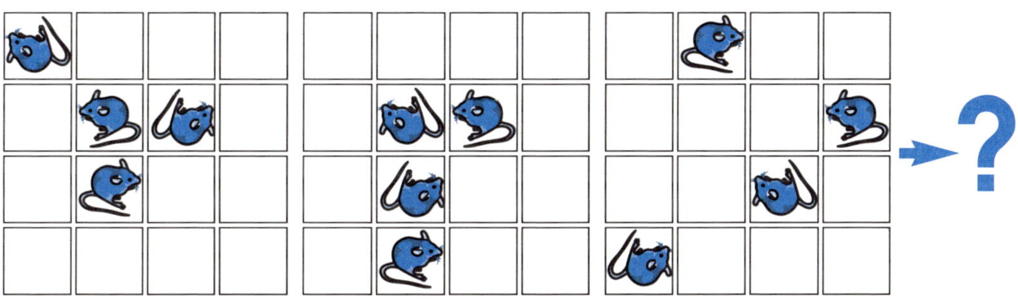

A B C

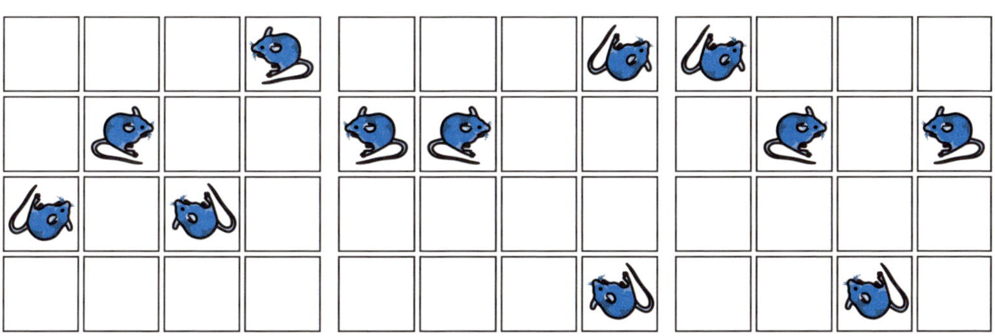

12. Mit Zahlensymbolen rechnen

Welche Ziffer müssen Sie statt eines Nagetiers einsetzen, damit die Rechnung stimmt? Gleiche Nagetiere stehen für gleiche Ziffern:

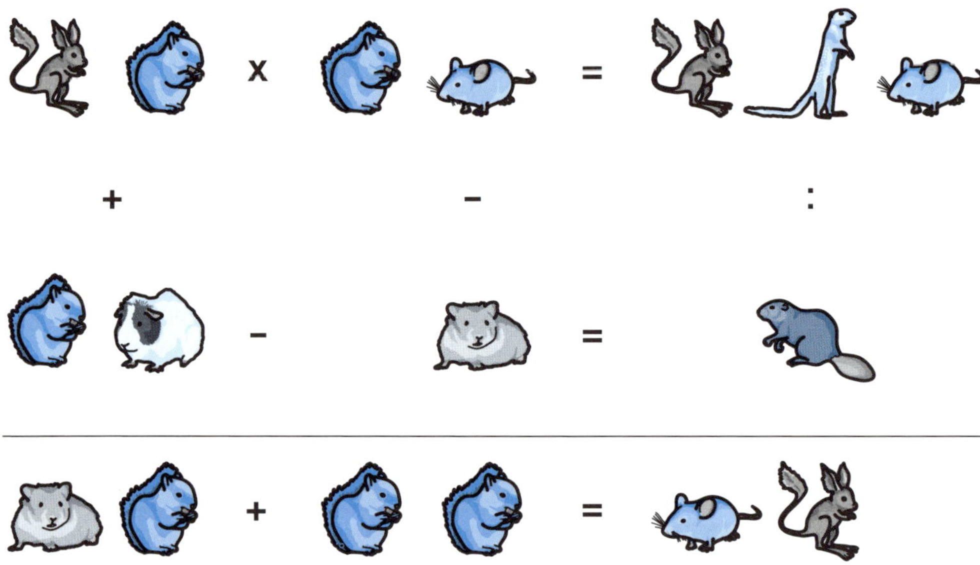

13. Konzentration

Das rechte ist eine Spiegelung des linken Mausmusters. Finden Sie die 3 Unterschiede heraus?

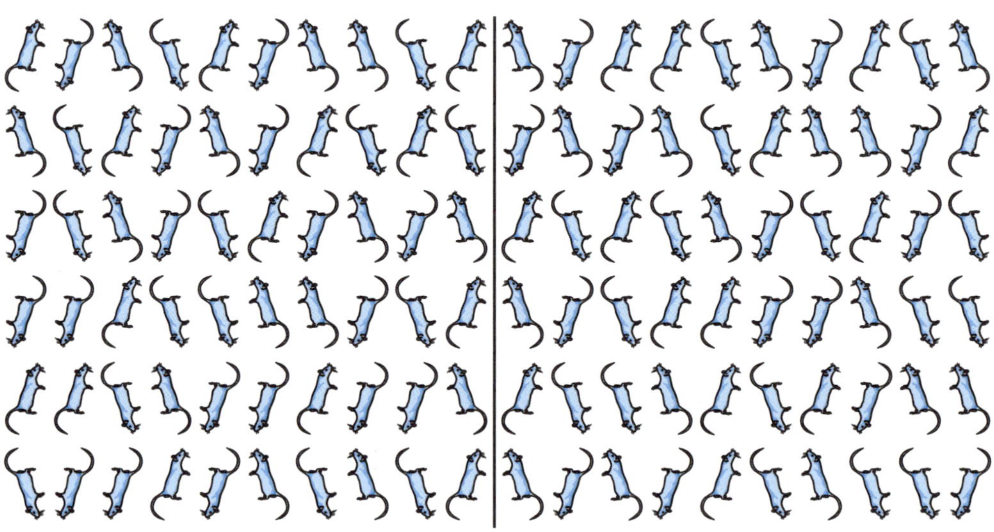

Lösungen

2. Worte finden

Lösungen sind z. B.: rennen, trennen, streunen, stürmen, sausen, raten, mustern, ernten, türmen, warten, werten, wüten, steuern, atmen, messen, stauen, warnen, essen, streunen, turnen, raunen, ...

3. Zum Rechnen

a) 63. b) 600. c) 17 Haselmäuse und 28 Metallstücke.

4. Stimmt – Stimmt nicht

a) Stimmt. b) Stimmt. c) Stimmt nicht. d) Stimmt nicht. e) Stimmt nicht. f) Stimmt nicht. g) Stimmt nicht. h) Stimmt. i) Stimmt nicht. j) Stimmt.

6. Raumvorstellung

1.

7. Anagramme

Ratte, Biber, Hamster, Hausmaus, Murmeltier, Stachelschwein.

9. Buchstabenrechteck

M	S	A	U	M	A	A	U	S	M	A	S	U
S	U	A	A	M	A	A	U	U	U	A	M	A
S	U	U	S	U	U	A	S	A	M	A	S	A
U	S	S	**S**	U	U	M	M	S	U	U	A	M
A	U	A	**U**	A	I	U	A	M	S	A	U	S
S	M	M	**A**	U	M	A	M	A	U	U	S	U
M	A	U	**M**	S	U	S	U	U	M	U	U	A
U	U	U	S	M	A	U	A	U	A	S	A	U
A	M	S	A	U	S	U	S	A	U	M	S	M

10. Wissen

a) Antarktis. b) Hase. c) Ratte (die anderen drei gehören zur Säugetierordnung der Insektenfresser). d) Wasserschwein. e) 110. f) Burg. g) Gerhart Hauptmann. h) Berlin Alexanderplatz. i) Barock.

11. Logisches Denken

B.

12. Mit Zahlensymbolen rechnen

21	x	14	=	294
+		–		:
10	–	3	=	7
31	+	11	=	42

13. Konzentration

2. Zeile: 4. Maus von rechts.
5. Zeile: 6. Maus von rechts.
Letzte Zeile: 8. Maus von rechts.

Profi-Tipp: Informationsorganisation

Besonders bei großen Materialmengen, die gespeichert werden sollen, hängt es ganz entscheidend von der Organisation des Lernstoffs ab, wie effizient gelernt und vor allem auch wiedergegeben wird. Während Sie bei bildhaften Methoden die Informationen durch bildliche Vorstellungen anreichern und dadurch optimal speichern, verarbeiten Sie Informationen mittels organisierender Techniken, indem Sie sie nach Bedeutungen ordnen und zueinander in Beziehung setzen.

Hierarchische Abrufpläne eignen sich besonders gut als Speicher- und Abrufhilfe bei der Aneignung von komplexem Faktenwissen. Hierbei ordnen Sie die zentralen Informationen nach Kategorien. Als Beispiel sei ein Ausschnitt der Systematik der Primaten angeführt:

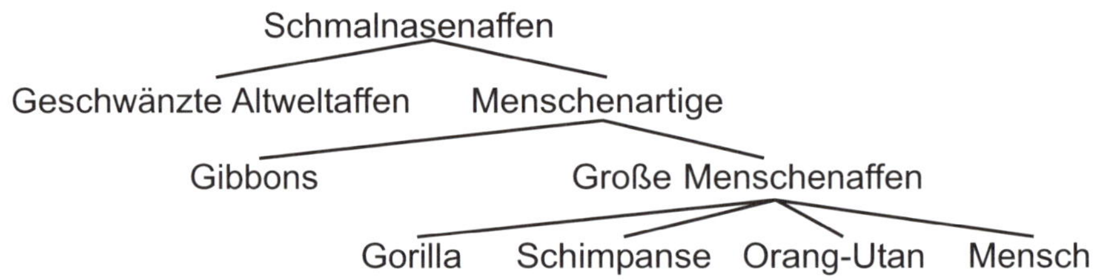

Die **Netzplantechnik** ist noch ausgefeilter. Dabei finden Sie zunächst die wichtigsten Gedanken des Materials heraus, das Sie sich einprägen wollen. Dies sind die Knotenpunkte Ihres Netzplans. Dann bestimmen Sie die Beziehung zwischen den Gedanken, die Sie als Verbindungslinien zwischen den Knotenpunkten einzeichnen und je nach Art der Beziehung beschriften:

↓ T … ist **T**eil von
↓ B … ist ein **B**eispiel für, … ist typisch für
↓ F … **f**ührt zu, … verursacht, … bewirkt
→ A … ist **a**nalog zu, … ist ähnlich, … ist gleich
→ Ch … ist **ch**arakterisiert durch, … hat, … ist gekennzeichnet durch
→ E … liefert **E**videnz für, … weist hin auf, … belegt, … unterstützt

Beide Methoden, der hierarchische Abrufplan und die Netzplantechnik, schaffen eine sinnvolle Ordnung und vertiefen die Verarbeitung der Informationen.

20. Maße

1. Merkaufgabe

Bitte prägen Sie sich die Umrechnungen dieser Längenmaße gut ein:

1 inch	=	2,540 cm		
1 foot	=	12 inches	=	30,480 cm
1 yard	=	3 feet	=	91,440 cm
1 mile	=	1760 yards	=	1609,347 m

2. Zum (Um)Rechnen

Bitte beantworten Sie die folgenden Fragen und runden Sie die Ergebnisse auf ganze Zahlen:

a) Wie viel Yards sind 3,66 Meter? ______________________

b) Wie viele Miles sind 4,828 Kilometer? ______________________

c) Wie viele Inches sind 3 Yards? ______________________

d) Wie viele Feet sind 2 Miles? ______________________

e) Wie viele Yards sind 432 Inches? ______________________

3. Worte finden

Bilden Sie mindestens 10 Hauptworte mit den Buchstaben des Wortes
K U B I K Z E N T I M E T E R:

____

____

____

____

4. Stimmt – Stimmt nicht

Kreuzen Sie bitte an, ob eine Aussage stimmt oder nicht:

a) Die Vorsilbe »Deka« bedeutet 100-mal.
☐ Stimmt ☐ Stimmt nicht

b) Die Vorsilbe »Hekto« bedeutet 100-mal.
☐ Stimmt ☐ Stimmt nicht

c) Die Vorsilbe »Kilo« bedeutet 1000-mal.

☐ Stimmt ☐ Stimmt nicht

d) Die Vorsilbe »Dezi« bedeutet ein Tausendstel.

☐ Stimmt ☐ Stimmt nicht

e) Die Vorsilbe »Zenti« bedeutet ein Zehntel.

☐ Stimmt ☐ Stimmt nicht

f) Die Vorsilbe »Milli« bedeutet ein Hundertstel.

☐ Stimmt ☐ Stimmt nicht

g) Ein Ar sind 1000 Quadratmeter.

☐ Stimmt ☐ Stimmt nicht

h) Ein Hektar sind 100 Ar.

☐ Stimmt ☐ Stimmt nicht

i) Ein Kubikmeter sind 1000 Meter.

☐ Stimmt ☐ Stimmt nicht

j) Ein Liter sind 1000 Quadratzentimeter.

☐ Stimmt ☐ Stimmt nicht

k) Ein Zentner sind 10 Tonnen.

☐ Stimmt ☐ Stimmt nicht

5. Buchstaben ergänzen

Libra u__d Uncia w__r__n di__ Ge__ichts- un__ V__lu__enein__eiten __er Röm__r. Si__ u__ters__hie__en wi__ d__e G__iec__en z__isc__en Ho__lma__en f__r flü__si__e __nd sol__hen __ür t__oc__ene __essg__ter. I__ R__mi__che__ Re__c__ b__aufs__cht__gten d__e Ädilen da__ Me__sw__se__. Si__ ha__t__n d__s Re__ht, fa__sc__e Ge__ich__sstü__ke z__ be__ch__a__na__m__n un__ fal__ch__ Ma__gef__ße __u ve__ni__ht__n. Z__r Ka__se__z__it wu__de__ d__e g__na__es__en Ve__gle__ch__maß__, d__e Exagien, im Te__p__l d__r Juno Moneta a__f de__ Kapi__ol in R__m a__fb__wa__rt. M__t de__ r__mis__h__n Legi__n__n g__la__gt__n K__pi__n d__r Exa__i__n a__c__ i__ f__rn__ P__ovi__ze__.

6. Zum Rechnen

Bei den Römern enthielt eine »Libra« 12 »Unciae« und diese je 4 »Sicilici«, welche je 1,5 »Sextulae« enthielten. Eine Libra entsprach etwa 328 Gramm. Wie viel Gramm entsprachen 216 Sextulae?

(Bitte benutzen Sie für die Rechnungen keinen Taschenrechner!)

7. Zwischenbuchstaben/-wörter

Welche Worte oder Buchstaben müssen Sie in der Mitte einsetzen, damit sich je 2 sinnvolle Hauptworte ergeben?

Beispiel: Mauer ..... statt (Lösung: Werk, Mauerwerk – Werkstatt)

Kilo	.....	atik	Diop	.....	b
Meter	.....	nahme	Coul	.....	udsmann
Fahren	.....	erkeit	Kel	.....	yll
Hek	.....	if	New	.....	ne
Amp	.....	ignis	Radi	.....	wort

8. Gedächtnis (zu 1. Merkaufgabe)

Bitte ergänzen Sie die Umrechungen:

1 inch	=	____________	cm			
1 foot	=	____________	inches	=	____________	cm
1 yard	=	____________	feet	=	____________	cm
1 mile	=	____________	yards	=	____________	m

9. Übergangsworte

»Umrechnung«: Wie können Sie in 8 Zwischenschritten vom Wort **POTT** *(= Volumeneinheit für Flüssigkeiten in Dänemark, 1. Hälfte des 19. Jahrhunderts) zum Wort* **MARK** *(= Gewichtseinheit in Portugal, 1. Hälfte des 19. Jahrhunderts) gelangen, indem Sie pro Zeile 1 Buchstaben verändern? Pro Zeile muss ein sinnvolles, deutsches Wort stehen:*

P	O	T	T
M	A	R	K

10. Zum Rechnen

Ein Meter ist die Strecke, die das Licht im Vakuum in der Zeit von 1/299 792 458 Sekunden zurücklegt. Diese Definition gilt seit 1983.
Wie viele Minuten braucht das Licht für eine Strecke von 40 077 Kilometern (entspricht etwa dem Umfang der Erde am Äquator)?
(Bitte runden Sie zunächst die erste Zahl auf die Hundertmillionenstelle und die zweite auf die Hunderterstelle auf und rechnen Sie dann ohne Verwendung eines Taschenrechners auf 4 Nachkommastellen genau.)

____

11. Zuordnung

Ordnen Sie mittels Pfeilen den physikalischen Bereichen die entsprechende Maßeinheit zu:

a)	Frequenz	Newton
b)	Kraft	Pascal
c)	Arbeit, Energie	Coulomb
d)	Elektrische Leistung	Ohm
e)	Elektrische Stromstärke	Volt
f)	Elektrische Ladung	Lux
g)	Elektrische Spannung	Ampere
h)	Elektrischer Widerstand	Hertz
i)	Beleuchtungsstärke	Joule
j)	Schalldruck	Watt

12. Kreativität

Bilden Sie pro Zeile einen Satz aus mindestens 5 Worten, die jeweils alle mit dem links stehenden Buchstaben beginnen:

S ____

C ____

H ____

O ____

C ____

K ____

(»Schock« ist ein historisches europäisches Stück- und Zählmaß und umfasst 60 Stück.)

13. Zum Nachdenken

Die folgende Tabelle enthält historische europäische Stück- und Zählmaße des Papierhandels. Welche Zahlen fehlen?

Pack	1			
Ballen	15	1		
Ries	150	?	1	
Buch	?	200	20	1
Bogen Druckpapier	?	5000	?	25

14. Wissen

Kreuzen Sie bitte die richtige Antwort an:

a) Was muss man tun, um die Genauigkeit eines Messinstruments einzustellen?
- eichen
- wuchten
- weiden
- ziselieren

b) Welche Gewichtseinheit wird für Schmucksteine verwendet?
- Pfund
- Gran
- Karat
- Schekel

c) Welche ist die erste Längeneinheit in der Geschichte der Menschheit, von der wir wissen?
- Urmeter
- Elle
- Speiche
- Millimeter

d) Von wem übernahmen die Griechen und Römer die Längeneinheit »Fuß«?
- Ägypter
- Babylonier
- Sumerer
- Phönizier

e) Wie heißt die Basiseinheit der Zeit?
- Tag
- Stunde
- Minute
- Sekunde

f) Wie heißt die Basiseinheit der Länge?
- Millimeter
- Zentimeter
- Meter
- Kilometer

g) Welches ist kein (früher gebräuchliches) Längenmaß?
- Klafter
- Schritt
- Spann
- Morgen

h) Welches ist kein (früher gebräuchliches) Gewichtsmaß?
- Schoppen
- Lot
- Quent
- Skrupel

i) Wie heißt die handelsübliche Maßeinheit für das Volumen von Erdöl?
- Kubikmeter
- Barrel
- Gallone
- Pipe

j) In welchen Maßeinheiten wird in England Bier ausgeschenkt?
- Gallone
- Dose
- Liter
- Pint

Lösungen

2. Zum (Um)Rechnen

a) 366 cm : 91,44 cm = 4 Yards.
b) 4828 m : 1609,347 m = 3 Miles.
c) 3 x 36 = 108 Inches.
d) 2 x 1760 x 3 = 10 560 Feet.
e) 432 : 12 : 3 = 12 Yards.

3. Worte finden

Lösungen sind z. B.: Bitte, Mitte, Erz, Kerze, Beize, Reiz, Tee, Teer, Meer, Birke, Zeit, Kiemen, Riemen, Zement, Mine, Miene, Miete, Ritter, Mut, Brut, Netz, Rente, Turm, Zier, Reiz, Tier, Bier, Reibe, Trieb, Reim, Rune, Minze, Treue, Reue, Beute, Kreuz, Meuterei, Rute, Knute, Knie, Eimer, Eier, Erbe, Bein, Biene, Kitz, Ritze, Zimt, …

4. Stimmt – Stimmt nicht

a) Stimmt nicht (sondern 10 x). b) Stimmt. c) Stimmt. d) Stimmt nicht (sondern ein Zehntel). e) Stimmt nicht (sondern ein Hundertstel). f) Stimmt nicht (sondern ein Tausendstel). g) Stimmt nicht (sondern 100 Quadratmeter). h) Stimmt. i) Stimmt nicht (sondern 1000 Kubikdezimeter). j) Stimmt nicht (sondern 1000 Kubikzentimeter). k) Stimmt nicht (sondern 0,1 Tonnen).

5. Buchstaben ergänzen

Libra und Uncia waren die Gewichts- und Volumeneinheiten der Römer. Sie unterschieden wie die Griechen zwischen Hohlmaßen für flüssige und solchen für trockene Messgüter. Im Römischen Reich beaufsichtigten die Ädilen das Messwesen. Sie hatten das Recht, falsche Gewichtsstücke zu beschlagnahmen und falsche Maßgefäße zu vernichten. Zur Kaiserzeit wurden die genauesten Vergleichsmaße, die Exagien, im Tempel der Juno Moneta auf dem Kapitol in Rom aufbewahrt. Mit den römischen Legionen gelangten Kopien der Exagien auch in ferne Provinzen.

6. Zum Rechnen

1 Libra = 72 Sextulae; 216 Sextulae = 3 Librae = 984 Gramm.

7. Zwischenbuchstaben/-wörter

GRAMM, MASS, HEIT, TAR, ERE, TRIE, OMB, VIN, TON, ANT.

8. Gedächtnis

1 inch	=	2,540 cm		
1 foot	=	12 inches	=	30,480 cm

1 yard	=	3 feet	=	91,440 cm
1 mile	=	1760 yards	=	1609,347 m

9. Übergangsworte

P O T T
P O S T
R O S T
R A S T
L A S T
L A U T
L A U S
L A R S
M A R S
M A R K

10. Zum Rechnen

40 100 000 : 300 000 000 ≈ 401; 401 : 3000 = 0,1337 Sekunden = 0,0022 Minuten.

11. Zuordnung

a) Frequenz–Hertz. b) Kraft–Newton. c) Arbeit, Energie–Joule. d) Elektrische Leistung–Watt. e) Elektrische Stromstärke–Ampere. f) Elektrische Ladung–Coulomb. g) Elektrische Spannung–Volt. h) Elektrischer Widerstand–Ohm. i) Beleuchtungsstärke–Lux. j) Schalldruck–Pascal.

13. Zum Nachdenken

Pack	1			
Ballen	15	1		
Ries	150	10	1	
Buch	3000	200	20	1
Bogen Druckpapier	75 000	5000	500	25

14. Wissen

a) eichen. b) Karat. c) Elle. d) Ägypter. e) Sekunde. f) Meter. g) Morgen (ist ein Flächenmaß). h) Schoppen (ist ein Volumenmaß, etwa 0,5 Liter). i) Barrel. j) Pint.

Profi-Tipp: Mind-Mapping

Zum Organisieren von Informationen eignet sich diese Methode ebenso wie für die Gestaltung kreativer Prozesse, denn Mind-Maps ordnen sowohl vorhandene als auch neu entstehende Gedanken aufgrund der spielerischen Aufbereitung der Inhalte besonders anschaulich. Zum Erstellen einer Mind-Map beachten Sie bitte folgende Empfehlungen:

1. Verwenden Sie ein Blatt Papier im Querformat.
2. Tragen Sie in die Mitte des Blattes das Thema der Mind-Map ein.
3. Zeichnen Sie – ausgehend von der Mitte – auf maximal 7 Ästen die grundlegenden Ordnungsideen ein, achten Sie auf eine gute Raumaufteilung und zweigen Sie mittels dünnerer von den dickeren Ästen ab. Lassen Sie zwischen den Ästen keine Abstände.
4. Beschriften Sie die Äste mit möglichst prägnanten Ausdrücken deutlich lesbar in Blockbuchstaben (jeweils ein Wort pro Ast). Die Länge der Linien entspricht der Länge der Worte.
5. Zeichnen Sie Bilder oder einleuchtende Symbole dazu. Wie bei den Punkten 3 und 4 signalisiert eine unterschiedliche Strichdicke die jeweilige Wichtigkeit einer Information.
6. Verbindungen zwischen Ästen können Sie mit (Doppel-)Pfeilen einzeichnen.
7. Verwenden Sie verschiedene Farben, um Inhaltsbereiche voneinander abzugrenzen, oder gleiche Farben, um Verbindungen anzudeuten.

Als Beispiel ein Ausschnitt einer Mind-Map über Nagetiere:

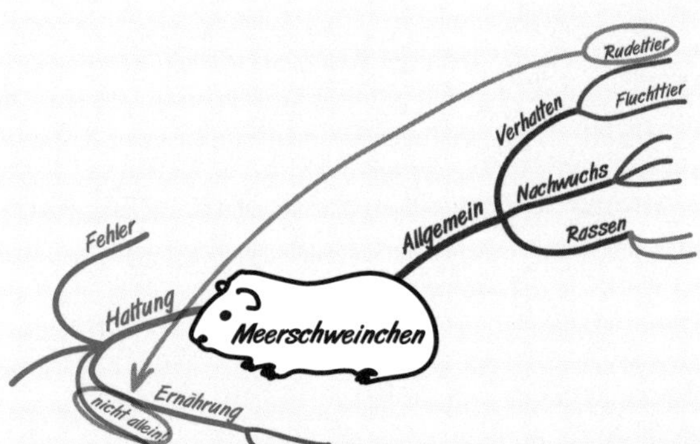

Mit Mind-Maps reduzieren Sie Informationen auf das Wesentliche, verbinden die Informationen miteinander und setzen sich auch gefühlsmäßig damit auseinander, indem Sie die Mind-Map kreativ gestalten.

21. Spinnen

1. Merkaufgabe

Merken Sie sich bitte die Position der Insekten im Spinnennetz:

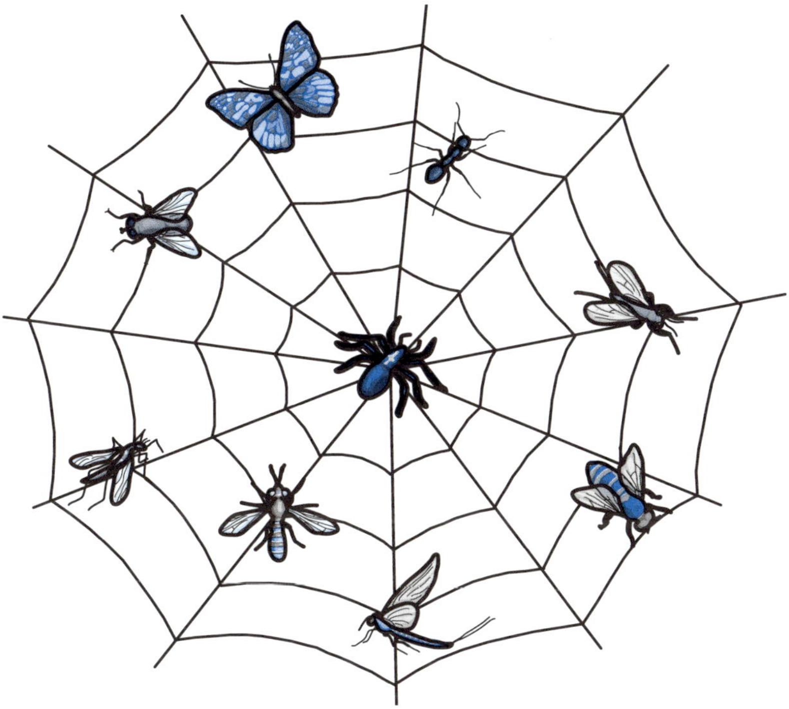

2. Anagramme

Stellen Sie die Buchstaben richtig und lesen Sie den folgenden Text:

Rde Sinpnnaeefdn wsiet enie emonre Rieß- udn Dhnseteigfiket uaf. Im Vnhrläteis uz seenim Gcehiwt sit Shatl unr hlab os riesßeft nud aht rnu ine Ffnetül edr Dknarehbiet sde Sfnanenpdeins. Enien Jjobeumt bie vlelom Suhcb knötne eni Sdeninfaenpn ovn urn eeinm hbealn Zeitnemter Dschumeersr fstelethan!

3. Zum Rechnen

Das Gift mancher in Nordafrika und Südamerika heimischer Skorpione ist für Menschen innerhalb von 5 bis 20 Stunden tödlich. Allein in Mexiko starben innerhalb von 12 Jahren 20 352 Menschen nach Skorpionstichen. Wie viele waren das durchschnittlich pro Jahr?

4. Gedächtnis (zu 3. Merkaufgabe)

Zeichnen Sie nun bitte mit Pfeilen ein, an welcher Stelle sich welches Insekt im Spinnennetz verfangen hatte:

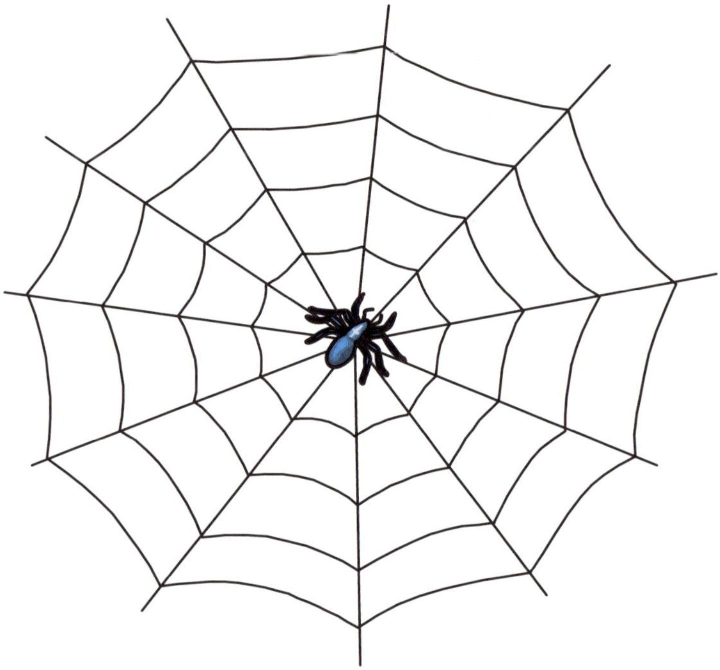

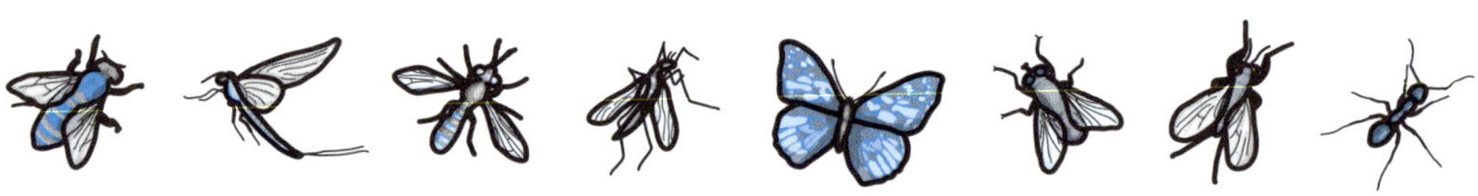

5. Worte finden

Bilden Sie mindestens 5 Worte (aber keine Verben und keine Hauptworte!) mit den Buchstaben des Wortes **K A P U Z E N S P I N N E N:**

____

____

____

6. Logisches Denken

Welche 3 Zahlen fehlen?

7	3	6	0	7	4	3	4	4
1	2	2	5	1	1	5	1	4
4	6	?	3	4	7	0	7	1
0	3	1	6		2	4	2	3
7	3	6		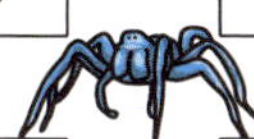		7	0	8
1	2	2	5		4	2	4	1
3	7	2	4	4	5	2	?	3
3	?	4	3	2	2	4	2	3
6	4	5	1	7	2	5	2	6

7. Kreativität

Erfinden Sie eine kurze Geschichte über eine kleine Mücke, die im Netz einer Spinne gefangen war, aber überlebte:

8. Stimmt – Stimmt nicht

Bitte streichen Sie alles durch, was im folgenden Text nicht richtig ist:

Felicitas Weber-Knecht wusste, dass sich ihr Mann wünschte, in diesem Jahr den Urlaub im Dschungel Sumatras zu verbringen. Abgesehen davon, dass sie sich fragte, ob sie sich diesen Urlaub wohl leisten könnten, versteinerte ihr ganzer Organismus bei dem Gedanken, wie viele grausige, riesenhafte Spinnen wohl im Dschungel Sumatras hausten. Doch da sie ferne Länder liebte und weil ihr diese unerträgliche Spinnenangst schon seit längerem lästig war, beschloss sie, etwas dagegen zu unternehmen. Felicitas brach schon bei dem Gedanken an sechsbeiniges Spinnengetier kalter Schweiß aus. Darum kaufte sie sich ein Buch über Spinnen, in der Hoffnung, Wissen würde ihr die Angst nehmen. Sie blätterte es mit zunehmendem Abscheu durch und wusste nun, dass alle Webspinnen Eier legten, was sie extrem eklig fand. Überdies las sie, dass nur weibliche Spinnen Netze weben, und zwar mittels eines Spinnfadens, der durch mehrere Öffnungen am Kopf der Webspinne austritt. Die kurze Lektüre des Buches hatte den keineswegs beabsichtigten Effekt, dass sich Felicitas nun nur mehr sehr schwer vorstellen konnte, im Herbst mit ihrem Mann spazieren zu gehen, denn sie hatte gelesen, dass junge Webspinnen im Herbst lange Fäden erzeugen, mit welchen sie sich in die Luft erheben und an andere Orte tragen lassen. Und der Dschungel Sumatras? Felicitas Weber-Knecht begann mit dem Gedanken zu spielen, therapeutische Hilfe in Anspruch zu nehmen.

9. Konzentration

Markieren Sie alle Skorpione, die nach rechts gewandt sind:

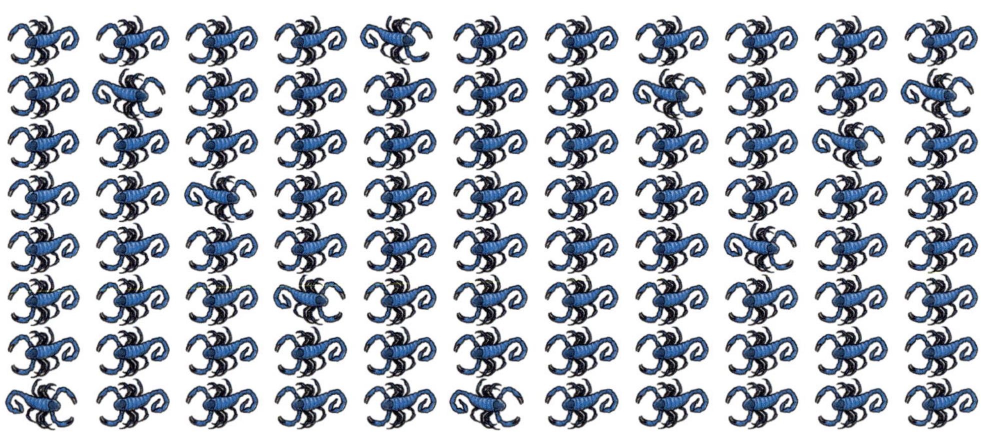

10. Zwischenwörter

Welches Wort passt in die Mitte?

Fenster	________	Spinne	Wohn	________	Spinne
Spinn	________	Kappe	Spinner	________	Weiß
Zug	________	Spinne	Weber	________	Schaft
Spinnen	________	Haut	Zecken	________	Wunde
Gift	________	Fieber	Mineral	________	Spinne

11. Wissen

Welche der 4 Antworten stimmt?

a) Welches ist kein Spinnentier?
- Pfeilschwanzkrebs
- Weberknecht
- Milbe
- Skorpion

b) Wie lautet der Fachausdruck für Spinnenangst?
- Klaustrophobie
- Spideritis
- Arachnophobie
- Agoraphobie

c) Wie heißt die größte Milbe?
- Floh
- Laus
- Zecke
- Maximilbe

d) Wovon ernähren sich Hausstaubmilben?
- Blut
- Hautschuppen
- Staub
- Haare

e) Wie heißt eine von Zecken übertragene Krankheit?
- Tuberkulose
- Borreliose
- Viskose
- Paralyse

f) Wonach ist die Tarantel benannt?
- Tanz
- Telefondienst
- Maßeinheit
- Tarent

g) Wovon ernähren sich Vogelspinnen nicht?
- Schlangen
- Insekten
- Mäuse
- Vögel

h) Wie heißen Behälter, in denen man Spinnen in der Wohnung halten kann?
- Terrarium
- Aquarium
- Lunarium
- Käfig

i) Aus welchem Comic stammt der Satz »Die spinnen, die Römer«?
- Superman
- Asterix
- Micky Maus
- Batman

j) Welches Werkzeug wird zum Spinnen verwendet?
- Webstuhl
- Schiffchen
- Spindel
- Faden

12. Mit Zahlensymbolen rechnen

Welche Ziffer müssen Sie statt einer Spinne einsetzen, damit die Rechnung stimmt? Gleiche Spinnen stehen für gleiche Ziffern:

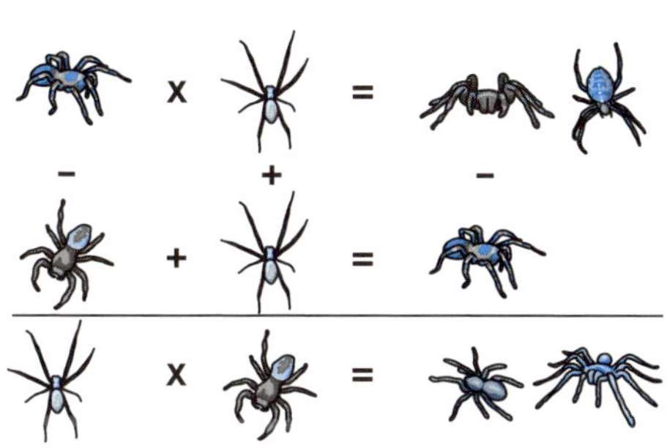

13. Schlussfolgerungen

Welche der zur Auswahl stehenden Schlussfolgerungen sind richtig? Mehrfachantworten sind möglich:

A. Alle Skorpione sind Spinnentiere.
Alle Milben sind Spinnentiere.

a) Alle Milben sind Skorpione.
b) Einige Skorpione sind Milben.
c) Einige Spinnentiere sind Skorpione.
d) Nicht alle Spinnentiere sind Nicht-Milben.

B. Webspinnen haben acht, Insekten sechs Beine.
Zu den Webspinnen zählen unter anderen die Zitter- und die Vogelspinne.

a) Alle Zitterspinnen sind keine Insekten.
b) Nicht alle Vogelspinnen haben acht Beine.
c) Alle Nicht-Webspinnen haben sechs Beine.
d) Alle Nicht-Webspinnen sind keine Zitterspinnen.

C. Das Gift der in Nord- und Südamerika beheimateten Schwarzen Witwe, einer Webspinne, die zur Familie der Haubennetzspinnen gehört, kann für Menschen lebensbedrohlich sein.
Der Biss einer Tarantel, einer Webspinne, die zur Familie der Wolfspinnen gehört, ist harmlos.

a) Alle Schwarzen Witwen sind Haubennetzspinnen.
b) Nicht alle Wolfspinnen sind Webspinnen.
c) Einige Haubennetzspinnen sind Wolfspinnen.
d) Der Biss nicht aller Webspinnen ist harmlos.

Lösungen

2. Anagramme
Der Spinnenfaden weist eine enorme Reiß- und Dehnfestigkeit auf. Im Verhältnis zu seinem Gewicht ist Stahl nur halb so reißfest und hat nur ein Fünftel der Dehnbarkeit des Spinnenfadens. Einen Jumbojet bei vollem Schub könnte ein Spinnenfaden von nur einem halben Zentimeter Durchmesser festhalten!

3. Zum Rechnen
1696.

5. Worte finden
Lösungen sind z. B.: zu, ein, in, nie, aus, neu, nein, kein, neun.

6. Logisches Denken
Die Summe von 4 im Quadrat angeordneten Zahlen ergibt immer 13.

8. Stimmt – Stimmt nicht
Spinnen haben nicht 6, sondern 8 Beine. Nicht nur weibliche Spinnen weben Netze, sondern auch männliche. Der Spinnfaden tritt nicht durch Öffnungen am Kopfteil der Webspinnen aus, sondern aus Spinnwarzen am Ende des Hinterleibs.

9. Konzentration

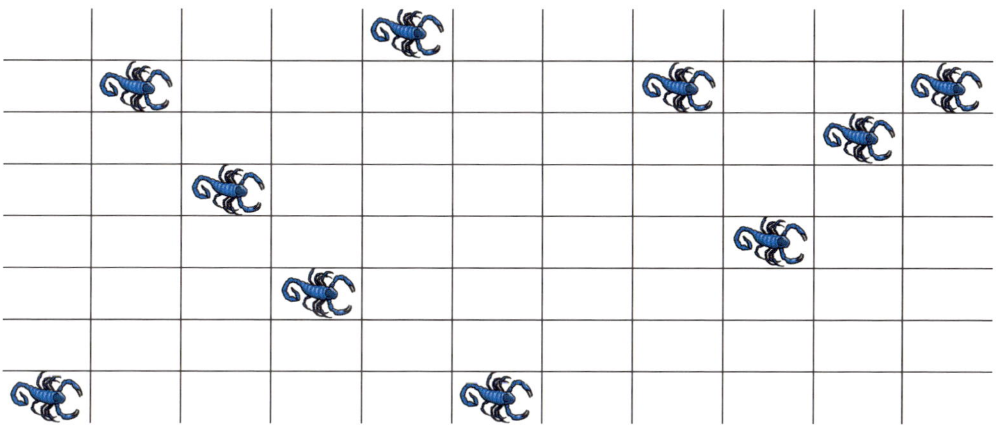

10. Zwischenwörter
Kreuz, Rad, Vogel, Netz, Drüsen, Haus, Ei, Knecht, Biss, Wasser.

11. Wissen
a) Pfeilschwanzkrebs. b) Arachnophobie. c) Zecke. d) Hautschuppen.
e) Borreliose. f) Tarent (Ort in Süditalien). g) Schlangen. h) Terrarium. i) Asterix.
j) Spindel.

12. Mit Zahlensymbolen rechnen

9	x	3	=	27
–		+		–
6	+	3	=	9
3	x	6	=	18

13. Schlussfolgerungen
Richtig: A. c) d) B. a) d) C. a) d).

Profi-Tipp: Neurobics

Die Routinen des Alltags durchbrechen – das ist der Kern der Neurobics-Methode. Prof. Lawrence C. Katz entwickelte Neurobics aufgrund seiner neurobiologischen Forschungsergebnisse. Er hatte festgestellt, dass die Nervenzellen des Gehirns bei gewohnten Routinetätigkeiten kaum mehr aktiv sind. Bei neuartigen Tätigkeiten aber wird das Gehirn massiv stimuliert, was sich in einer eindeutig nachweisbaren Zunahme der Neuronen-Aktivität zeigt. Neurobics regt Gehirnfelder an, die sonst wenig genutzt werden, und schafft Verbindungen zwischen Regionen des Gehirns, die andernfalls unverbunden blieben.

Wie funktioniert nun diese Methode? Im Wesentlichen beruht Neurobics auf der einfachen Empfehlung, dem Gehirn auf verschiedenen Sinneskanälen bewusst Neues zuzumuten und es so zu reaktivieren. Lawrence C. Katz gibt eine ganze Reihe von Anregungen, wie Sie »neurobisch« handeln können:

- Duschen Sie mit geschlossenen Augen. Bewegen Sie sich in Ihrer Wohnung mit geschlossenen Augen. Achten Sie aber bitte darauf, sich dabei nicht zu gefährden!
- Verwenden Sie für alltägliche Verrichtungen jene Hand, die Sie sonst nicht dafür verwenden würden: Zähne putzen, Haare kämmen, Staub wischen, …
- Überraschen Sie Ihr Gehirn mit neuen Düften: ätherische Öle, Parfums, …
- Ändern Sie die Reihenfolge von Routinehandlungen.
- Neues entdecken spielt auch eine zentrale Rolle beim sexuellen Vergnügen.
- Ändern Sie übliche Wege: zum oder im Supermarkt, zum Arbeitsplatz, …
- Ziehen Sie persönliche Kontakte den Automaten vor (bei der Bank, beim Zeitungskauf, …) und probieren Sie neue Geschäfte oder Lokale aus.
- Bringen Sie bei der Arbeit Ihre Abläufe ein wenig durcheinander: stellen Sie den Papierkorb woanders hin, bedienen Sie die Computermaus mit der anderen Hand, …
- Probieren Sie beim Kochen auch exotische Nahrungsmittel und Gewürze aus. Gehen Sie dafür in exotische Läden einkaufen.

Die Empfehlung, Neurobics zu praktizieren, ist keine Anleitung zur völligen Destabilisierung Ihres Lebens, sondern ein Impuls, Ihr Gehirn durch ungewohnte Reize und außergewöhnliche Assoziationen anzuregen.

22. Zahlen

1. Zum Nachdenken

Ist die Zahl **289** eine Primzahl? ☐ Ja ☐ Nein

2. Merkaufgabe

Bitte merken Sie sich die Telefonnummern zu den Namen:

0667-7834 Georg Cantor
0724-5522974 Hermann Minkowski
0046-7-362254 Bernhard Riemann

3. Gedanken lesen?

Denken Sie an eine zweistellige Zahl und subtrahieren Sie davon die beiden Ziffern, aus denen diese Zahl besteht. Suchen Sie dann in der folgenden Tabelle den Buchstaben, der dem Ergebnis dieser Subtraktion entspricht:

1 A	2 G	3 H	4 L	5 M	6 O	7 X	8 C	9 B	10 N	11 R
12 V	13 Z	14 K	15 D	16 C	17 Y	18 B	19 F	20 E	21 J	22 T
23 T	24 S	25 A	26 Q	27 B	28 D	29 W	30 C	31 Y	32 V	33 E
34 H	35 A	36 B	37 V	38 J	39 L	40 P	41 U	42 Z	43 R	44 S
45 B	46 F	47 A	48 C	49 Y	50 V	51 N	52 T	53 S	54 B	55 H
56 J	57 L	58 I	59 W	60 Q	61 S	62 A	63 B	64 D	65 X	66 F
67 H	68 K	69 L	70 R	71 W	72 B	73 F	74 K	75 L	76 Q	77 E
78 R	79 S	80 G	81 B	82 J	83 Z	84 U	85 I	86 O	87 P	88 N
89 M	90 B	91 F	92 G	93 W	94 N	95 C	96 D	97 H	98 I	99 B

Fertig? Sehen Sie nun auf der nächsten Seite oben nach!

Die Antwort ist: **B.** *Doch warum? Versuchen Sie, das heraus zu finden!*

4. Zwischenbuchstaben/-worte

Welche Buchstaben oder Worte müssen Sie in der Mitte einsetzen, damit sich je 2 sinnvolle Hauptworte ergeben? Die Anzahl der Punkte entspricht der Anzahl der fehlenden Buchstaben:

ein	. . .	stag	fünf	. . . . .	sport
zwei	. . .	sen	sechs	. . .	bank
drei	. . . .	mann	acht	. . .	arn
vier	. . .	ler	neun	. . .	arre

5. Gedächtnis (zu 2. Merkaufgabe)

Bitte schreiben Sie die Telefonnummern zu den Namen:

Georg Cantor ____________________

Hermann Minkowski ____________________

Bernhard Riemann ____________________

6. Zahlenrechteck

Die Eulersche Zahl e ist eine irrationale und transzendente Zahl. Bitte markieren Sie in der folgenden Tabelle der ersten 200 Nachkommastellen alle untereinander stehenden gleichen Zahlenpaare:

7	1	8	2	8	1	8	2	8	4	5	9	0	4	5	2	3	5	3	6
0	2	8	7	4	7	1	3	5	2	6	6	2	4	9	7	7	5	7	2
4	7	0	9	3	6	9	9	9	5	9	5	7	4	9	6	6	9	6	7
6	2	7	7	2	4	0	7	6	6	3	0	3	5	3	5	4	7	5	9
4	5	7	1	3	8	2	1	7	8	5	2	5	1	6	6	4	2	7	4
2	7	4	6	6	3	9	1	9	3	2	0	0	3	0	5	9	9	2	1
8	1	7	4	1	3	5	9	6	6	2	9	0	4	3	5	7	2	9	0
0	3	3	4	2	9	5	2	6	0	5	9	5	6	3	0	7	3	8	1
3	2	3	2	8	6	2	7	9	4	3	4	9	0	7	6	3	2	3	3
8	2	9	8	8	0	7	5	3	1	9	5	2	5	1	0	1	9	0	1

7. Worte finden

Bilden Sie mindestens 10 Verben (im Infinitiv) mit den Buchstaben des Wortes **D R E I H U N D E R T A C H T U N D S I E B Z I G:**

____

____

8. Zahlen finden

Außer der Drei haben sich 11 weitere Zahlen in diesem Text versteckt:

Gerhar**d rei**ste ab, ohne Elfriede zu fragen, wo Lorenz Wölfe beobachtete. Lorenz weigerte sich seit fünf Wochen, das Revier zu nennen. Er versuchte in solcher Intensität, Elsas Echsenwahn zu übertreffen, dass Anne und Franz Ehn ihre sieben Jahre dauernde Freundschaft aufkündigten.

9. Mit Zahlensymbolen rechnen

Welche Ziffer müssen Sie statt eines Buchstabens einsetzen, damit die Rechnung stimmt? Gleiche Buchstaben stehen für gleiche Ziffern:

TB	x	TO	=	TBO
–		:		:
O	+	G	=	G
TB	x	Z	=	ZX

10. Konzentration

Welche weiblichen Vornamen bleiben übrig, wenn Sie die jeweils in Klammern angegebene Buchstabenanzahl streichen? (Mehrere Lösungen sind möglich.)

VIERUNDACHTZIG (9) ____________________

DREITAUSEND (7) ____________________

ELFTAUSENDDREIHUNDERTDREI (17) ____________________

EINUNDVIERZIGTAUSEND (17) ____________________

11. Übergangsworte

Wie können Sie in 13 Zwischenschritten vom Wort **NEUN** *zum Wort* **FEST** *gelangen, indem Sie pro Spalte 1 Buchstaben verändern? (Pro Spalte muss ein unterschiedliches, sinnvolles, deutsches Wort stehen.)*

N														F
E														E
U														S
N														T

12. Zum Rechnen

Eine natürliche Zahl wird »vollkommene (oder ideale) Zahl« genannt, wenn sie die Summe ihrer positiven, echten Teiler (außer sich selber) ist. Die Zahl 6 ist z. B. vollkommen, weil 1, 2 und 3 ihre Teiler sind und 1 + 2 + 3 = 6. Sind die Zahlen 28 und 33 vollkommen?

28: ☐ Ja ☐ Nein

33: ☐ Ja ☐ Nein

13. Kreativität

Lassen Sie Ihrer Phantasie freien Lauf und zeichnen Sie aus den beiden Ziffern etwas völlig Neues:

5 7

14. Gedächtnis (zu 2. Merkaufgabe)

Welche Namen gehören zu den Telefonnummern?

0724-5522974 ______________________________

0046-7-362254 ______________________________

0667-7834 ______________________________

15. Zahlenrechteck

Markieren Sie bei den ersten 300 Nachkommastellen der Zahl Pi alle weiteren 24 Zahlentripel (3 unmittelbar aufeinander folgende Zahlen), deren Summe 15 ergibt:

14159265358979323846264338327950288419716939937510
58209749445923078164062862089986280348253421170679
82148086513282306647093844609550582231725359408128
48111745028410270193852110555964462294895493038196
44288109756659334461284756482337867831652712019091
45648566923460348610454326648213393607260249141273

16. Logisches Denken

Welche Zahl setzt die Reihe logisch fort?

1	1	2	3	5	8	13	21	?

A	B	C	D	E
30	31	32	33	34

17. Wissen

Kreuzen Sie bitte die richtige Antwort an:

a) Wie werden die ganzen Zahlen genannt, die größer als Null sind?
- selbstverständlich
- reell
- komplex
- natürlich

b) Wie wird das Zusammenzählen von Zahlen genannt?
- subtrahieren
- addieren
- dividieren
- kürzen

c) Wie werden Zahlen genannt, die nur durch sich selber und durch 1 teilbar sind?
- automatisch
- autistisch
- prim
- prima

d) Wie kann man ein Viertel als Dezimalzahl ausdrücken?
- 0,25
- 0,4
- 0,45
- 1,4

e) Wie wird die jüdische Zahlenmystik genannt?
- Zionismus
- Kabbala
- Numismatik
- Kabale

f) Wie viele Primzahlen gibt es?
- 2387
- 1 789 873
- 318 896 986
- unendlich

g) Welches ist die sogenannte »Kreiszahl«?
- Null
- Pi
- Lambda
- Epsilon

h) Welcher Jahreszahl entspricht die römische Zahl MDCCLIX?
- 1461
- 1859
- 1759
- 979

i) Von welcher Zahl stammen die ersten Nachkommastellen 7182818284?
- Kreiszahl
- Eulersche Zahl
- Brunsche Konstante
- Feigenbaum-Konstante

j) Welche ist die kleinste zusammengesetzte Zahl?
- 2
- 4
- 5
- 6

k) Wie viele Nullen hinter der 1 hat eine Billiarde?
- 9
- 12
- 15
- 18

Lösungen

1. Zum Nachdenken

Nein: 289 = 17 x 17.

3. Gedanken lesen?

Die Antwort ist in jedem Fall B, weil das Ergebnis immer ein Vielfaches von 9 ist, wenn von einer zweistelligen Zahl ihre Ziffernsumme subtrahiert wird, und weil daher jedem Vielfachen von 9 ein B zugeordnet wurde.

4. Zwischenbuchstaben/-worte

SAM, FEL, FACH, TEL, KAMPF, ECK, UNG, ZIG.

6. Zahlenrechteck

7	1	**8**	2	8	1	8	2	8	4	5	9	0	**4**	5	2	3	**5**	3	6
0	2	**8**	7	4	7	1	3	5	2	6	6	2	**4**	**9**	7	7	**5**	7	2
4	7	0	9	3	6	9	9	9	5	9	5	7	**4**	**9**	6	6	9	6	7
6	2	**7**	7	2	4	0	7	6	6	3	0	3	5	3	5	**4**	7	5	9
4	5	**7**	1	3	8	2	**1**	7	8	5	2	5	1	6	6	**4**	2	7	4
2	7	4	6	6	**3**	9	**1**	9	3	**2**	0	**0**	3	0	**5**	9	9	2	1
8	1	7	**4**	1	**3**	**5**	9	**6**	6	**2**	**9**	**0**	4	**3**	**5**	**7**	2	9	0
0	3	**3**	**4**	2	9	**5**	2	**6**	0	5	**9**	5	6	**3**	0	**7**	3	8	1
3	**2**	**3**	2	**8**	6	2	7	9	4	3	4	9	0	7	6	3	2	3	3
8	**2**	9	8	**8**	0	7	5	3	1	9	5	2	5	1	0	1	9	0	1

7. Worte finden

Lösungen sind z. B.: drehen, gehen, reiten, sagen, tragen, ertragen, ragen, achten, zeigen, reichen, steuern, anheuern, betreuen, erneuern, bauen, binden, geizen, reizen, heizen, duzen, nutzen, ausnutzen, teeren, sieben, zeichnen, berechnen, …

8. Zahlen finden

Gerhar**d rei**ste ab, ohne **Elf**riede zu fragen, wo Lorenz **Wölf**e beob**acht**ete. Lorenz **wei**gerte sich seit **fünf** Wochen, das Re**vier** zu nennen. Er versucht**e in s**olcher Intensität, Elsa**s Echs**enwahn zu übertreffen, dass An**ne un**d Franz **Ehn** ihre **sieben** Jahre dauernde Freundschaft aufkündigten.

9. Mit Zahlensymbolen rechnen

13	x	10	=	130
–		:		:
0	+	5	=	5
13	x	2	=	26

10. Konzentration

VI**ER**UND**A**CHTZIG oder VI**ER**U**N**D**A**CHTZIG
D**R**E**ITA**USEND
ELFTAUSENDD**R**E**I**HUND**E**RT**D**R**E**I
EINUND**V**IERZIGT**A**USEND oder EIN**U**NDVIERZIG**T**AUS**E**ND

11. Übergangsworte

N N N L L L L L H H H H F F F
E E E E E A A A A A A A A A E
U I I I I I U U U U S S S S S
N N D D B B B S S T T S S T T

12. Zum Rechnen

28 (= 1 + 2 + 4 + 7 + 14) ist vollkommen, 33 (≠ 1 + 3 + 11) aber nicht.

14. Gedächtnis

0724-5522974 Hermann Minkowski
0046-7-362254 Bernhard Riemann
0667-7834 Georg Cantor

15. Zahlenrechteck

14**159**26535897932**384**62643383279**502**884197169399**375**10
58209749445923**07816**40628620899862803**4825**3421170679
82148086513282306647093**844609**550**582**231725359408128
48111745028410270193**852**110**555**964462**294**895493038196
44288109756659**33**44612847**564**823378678316527120190914
456485669234603**4861**0454326648213**3393**60**726**0**249**141273

16. Logisches Denken

E (Es handelt sich um die Fibonacci-Reihe, bei der die nächste Zahl immer die Summe der beiden vorhergehenden Zahlen ist.)

17. Allgemeinbildung

a) natürlich. b) addieren. c) prim. d) 0,25. e) Kabbala. f) unendlich viele. g) Pi. h) 1759. i) Eulersche Zahl (siehe Aufgabe 6). j) 4. k) 15.

Profi-Tipp: Intelligenz & Gedächtnis im Alter

Die noch immer weit verbreitete Ansicht, Intelligenz und Gedächtnis nähmen im Alter ganz allgemein ab, ist falsch. Es gibt mittlerweile eine Vielzahl von wissenschaftlichen Untersuchungen, die diese Einschätzung widerlegen.

Die Intelligenz kann in »fluide« und »kristallisierte« Intelligenz unterteilt werden: **Fluide Intelligenz** umfasst unter anderem die Geschwindigkeit der Informationsverarbeitung, das Neulernen, die Fähigkeit, Probleme rasch zu lösen, die Konzentration und die geistige Flexibilität. Diese grundlegenden Fähigkeiten nehmen mit zunehmendem Alter eher ab. Einen geringeren natürlichen Altersabbau weist hingegen die **kristallisierte Intelligenz** auf. Darunter versteht man gut geübtes Wissen und Wissenssysteme, soziale Fertigkeiten und lebenspraktische Kenntnisse, also insgesamt Fähigkeiten, die man sich – beeinflusst von der Kultur, in der man lebt – im Laufe des Lebens zur Lösung von Problemen angeeignet hat. Zahlreiche Forschungsergebnisse lassen allerdings den Schluss zu, dass beide Formen der Intelligenz trainierbar sind. Auch im fluiden Bereich können Einbußen und Verluste durch gezieltes kognitives Training verringert werden. Wenngleich also auch im Alter die Leistungsfähigkeit des Gehirns trainiert werden kann, muss doch festgestellt werden, dass insbesondere jene Personen eine bessere Intelligenzleistung im Alter erbringen, die ihr Gehirn schon im Laufe ihres gesamten Lebens gefordert, angeregt und gefördert haben.

Im Alter laufen Lernprozesse störanfälliger und langsamer ab. Es kann zu vermehrten Schwierigkeiten kommen, neue Inhalte vom Kurzzeit- in den Langzeitspeicher zu übertragen. Das Erinnern von jüngst Gelerntem fällt schwerer, während früher gespeicherte Inhalte gut abrufbar bleiben. Die 1993 begonnene Basler Altersstudie zeigte darüber hinaus, dass ältere Menschen deutliche Schwierigkeiten haben können, sich an Worte zu erinnern, die sie sich merken sollten. Übereinstimmend kamen Altersforscher zu dem Ergebnis, dass die Abnahme der Gedächtnisleistung im Alter oft auf die fehlende Anwendung von Lern- und Abrufstrategien zurückzuführen ist. Personen, die in hohem Alter gut geübte Gedächtnisstrategien einsetzen, können deutlich bessere Gedächtnisleistungen erbringen als junge Menschen, die keine solchen Methoden anwenden. Gedächtnistrainings können daher sowohl zur Vorbeugung von Gedächtniseinbußen als auch zur Verbesserung von Gedächtnisleistungen wirksam eingesetzt werden.

23. Vögel

1. Worte finden

In den folgenden Sätzen sind 20 Vögel versteckt. Nur der Ara hat sich schon zu erkennen gegeben. Können Sie die übrigen finden?

Kl**ara** stellte den Napf auf das Regal, wo in einer Vase ein Blumenstrauß stand. Sie hatte dem Palast Orchideen gestohlen, nun schwante ihr Übles. Ihr war zum Heulen. Sie würde nur auf taube Ohren stoßen, starke Sprüche hören müssen und sogar enterbt werden, sollte jemand davon erfahren. Am Vorabend hatte sie mit dem Bus Sardinien durchquert, der Fahrer hatte das Tempo gedrosselt, zur Felsterrasse gezeigt und zum Zaun. »König Theodor darf in keinem Fall am selben Ort beerdigt werden wie diese Gans!« hatte er gebrüllt. Das traf Alkestis tief, die neben Tanja saß und bei sich dachte: »Hab ich Theodor nicht wunderschöne Orchideen geschenkt?«

2. Wissen

Welche der 4 Antworten ist richtig?

a) Wie wird die Zeit genannt, in der Vögel ihr Gefieder wechseln?
- ☐ Federung
- ☐ Mauser
- ☐ Vogler
- ☐ Federer

b) Was bedeutet der Begriff »Wolkenkuckucksheim«?
- ☐ Falle
- ☐ Wetterumschwung
- ☐ Fantasiegebilde
- ☐ Flughafen

c) Welcher dieser Vögel ist kein Laufvogel?
- ☐ Nandu
- ☐ Emu
- ☐ Trappe
- ☐ Kasuar

d) Zu welcher Vogelfamilie gehört der Wellensittich?
- ☐ Papageien
- ☐ Eulen
- ☐ Greifvögel
- ☐ Tauben

e) Wie nennt man einen großen Vogelkäfig?
- ☐ Volant
- ☐ Volumen
- ☐ Vogeliere
- ☐ Voliere

f) Ein Pechvogel ist …
- ☐ eine subtropische Vogelart
- ☐ jemand, der Unglück hat
- ☐ ein Harzsammler
- ☐ eine schwarze Ente

g) Wie lautet der Fachausdruck für Vogelkunde?
- ☐ Ontologie
- ☐ Ornithologie
- ☐ Avistik
- ☐ Avesiologie

h) Aus welchem Werk stammt der Satz »Es war die Nachtigall und nicht die Lerche«?
- ☐ »Wilhelm Tell«
- ☐ »Hamlet«
- ☐ »Ein Sommernachtstraum«
- ☐ »Romeo und Julia«

3. Merkaufgabe

Mit dem Gesang von Vögeln lässt sich die Uhrzeit bestimmen. Prägen Sie sich das Beispiel der folgenden Vogeluhr gut ein:

4:00	Gartenrotschwanz
4:05	
4:10	Rotkehlchen
4:15	Amsel
4:20	Zaunkönig
4:25	
4:30	Kuckuck
4:35	
4:40	Kohlmeise
4:45	
4:50	
4:55	
5:00	Buchfink
5:05	
5:10	
5:15	
5:20	Haussperling
5:25	
5:30	**Sonnenaufgang**
5:35	
5:40	Star

4. Konzentration

Finden Sie die 13 Laute von Vögeln heraus?

dsjfdjlschmatzenlspsdcjpodoitutenöljjödodsgackernlsajdöfosjfiosfio
udhdjlasdhfllfauchenldöjfisofischwätzenlsdöfjlsiffcjlcldfschnarrenpk
dslkrächzenifòodxksötschilpenhsufjkkreischenejkwendslzirpendsa
fklskdfgurrensldjkfjslfdöfklappernsdkaldjfjsflkflsklopfenankdiajkflskf

5. Anagramme

Bringen Sie die Buchstaben der Vogelnamen in die richtige Reihenfolge:

TROSCH	______________	GUNNIPI	______________
IHERRE	______________	UBETA	______________
CHIKARN	______________	SCHEPT	______________

6. Zum Rechnen

Wenn ein Storch 3 Tage braucht, um alle 57 Frösche in einem Teich zu fressen, wie lange brauchen dann 4 Störche (die alle gleich viel und gleich schnell fressen), um einen Teich leer zu fressen, in dem sich 456 Frösche befinden?

____

7. Kreativität

Ein Tornado hat diese beiden Vögel ihres Federkleides beraubt. Nun würden sie nichts lieber tun, als sich mit fremden Federn zu schmücken. Helfen Sie ihnen dabei, indem Sie Ihrer Fantasie freien Lauf lassen und die beiden Vögel neu »einkleiden«:

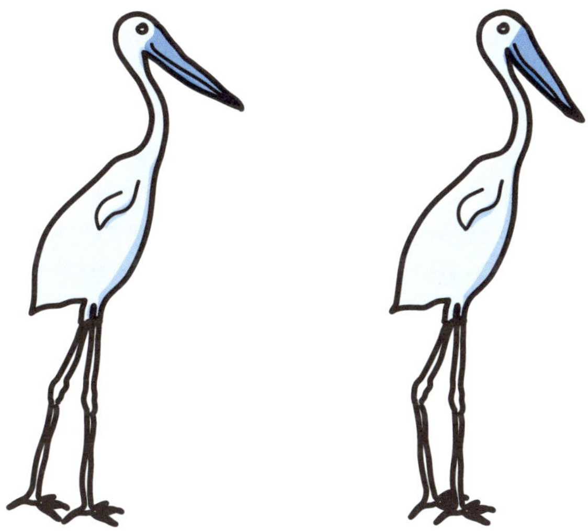

8. Endwörter

Welches Wort können Sie rechts einsetzen, damit sich 4 sinnvolle zusammengesetzte Hauptworte ergeben?

Paradies	Eis	Sturm	Spaß	____________
Stein	Fisch	Kaiser	See	____________
Hauben	Tiefsee	Zwerg	Sport	____________
Buch	Schmutz	Pracht	Darwin	____________
Adler	Hühner	Fett	Glas	____________
Gänse	Bart	Truthahn	Aas	____________

9. Worte finden

Bilden Sie mindestens 20 Hauptworte (auch in der Mehrzahl), welche das Wort **ENTE** *enthalten, aber nichts mit einem Vogel zu tun haben:*

*(Zum Beispiel: Kamill**ente**e, Alim**ente**, …)*

10. Logisches Denken

Welches der unten abgebildeten Vogelhäuschen passt an die Stelle des Fragezeichens?

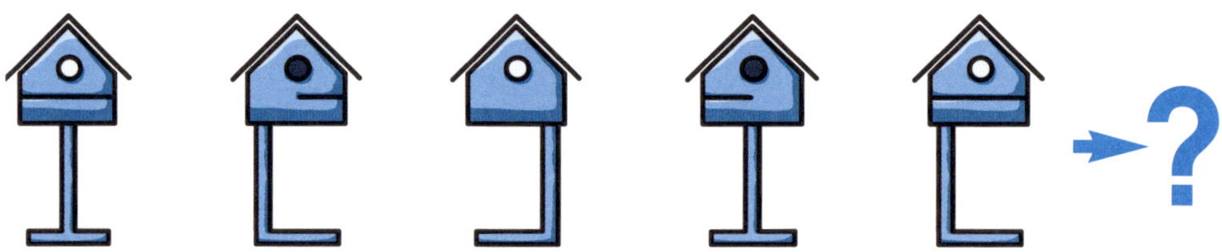

A B C D E

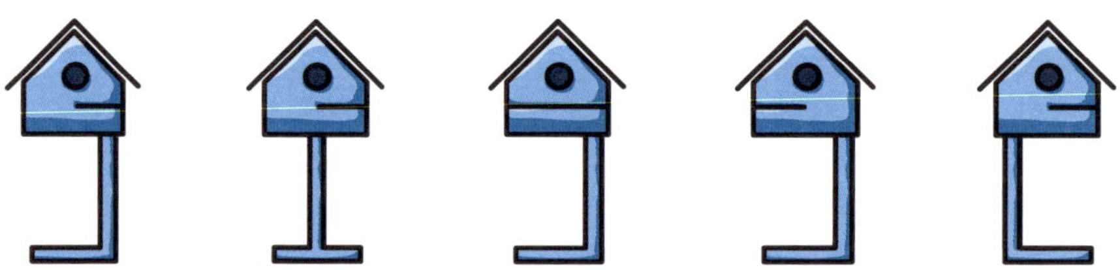

11. Zum Rechnen

Ein Ornithologe listet während seiner Vogelbeobachtungen die Anzahl der gesichteten Vögel auf und notiert zum Spaß Rechenzeichen dazwischen. Wie viele Vögel hat er jeweils beobachtet?

a) **13 + 27 – 18 : 6 + 7 x 12** _______________

b) **64 : 2 + 19 x 11 – 1 – 8** _______________

c) **93 – 55 + 18 : 3 x 3 – 41** _______________

d) **20 – 31 x 7 + 33 + 6 : 6** _______________

12. Analogien finden

Bitte markieren Sie das richtige Wort:

A. Hecht verhält sich zu schwimmen wie Habicht zu
a) tauchen b) greifen c) fliegen d) Beute

B. Strauß verhält sich zu Afrika wie Nandu zu
a) Südamerika b) Australien c) Zentralasien d) Ostasien

C. »Barton Fink« ist für E. Coen wie »Die Vögel« für
a) A. Hitchcock b) M. Scorsese c) A. Ferrara d) J. Jarmusch

D. Emu verhält sich zu Australien wie Kiwi zu
a) Indien b) Neuseeland c) Südafrika d) Sri Lanka

E. »Die Vögel« ist für Aristophanes wie »Der Malteser Falke« für
a) S. Spade b) R. Chandler c) D. Hammett d) H. Bogart

F. Fuchs verhält sich zu Bau wie Adler zu
a) Gehege b) Horst c) Harald d) Loch

13. Gedächtnis (zu 3. Merkaufgabe)

Ergänzen Sie nun die Vogeluhr:

4:00	
4:05	
4:10	
4:15	
4:20	
4:25	
4:30	
4:35	
4:40	
4:45	
4:50	
4:55	
5:00	
5:05	
5:10	
5:15	
5:20	
5:25	
5:30	**Sonnenaufgang**
5:35	
5:40	

14. Zum Nachdenken

Welche Zahl fehlt?

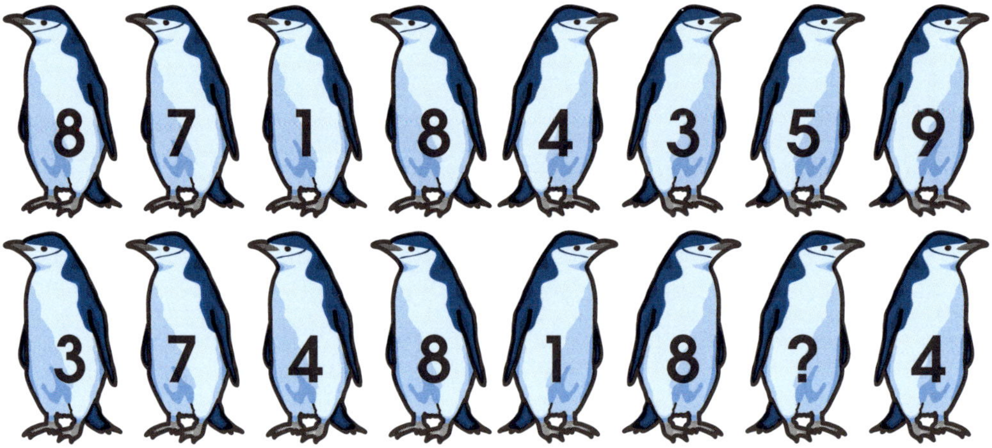

15. Spiralworte finden

Welches Wort erhalten Sie, wenn Sie jeweils alle Buchstaben der folgenden Quadrate verwenden, an einer Ecke beginnen und in einer Spiralbewegung zum Zentrum weiter gehen?

G	O	L
E	R	D
M	M	A

G	E	I
L	Z	T
I	T	S

H	W	A
C	N	L
S	E	B

K	S	I
O	E	E
H	L	M

A	A	S
T	E	H
K	R	Ä

Lösungen

1. Worte finden
Ara, Pfau, Strauß, Storch, Schwan, Eule, Taube, Star, Ente, Rabe, Bussard, Drossel, Elster, Zaunkönig, Fink, Amsel, Gans, Falke, Alk, Habicht.

2. Wissen
a) Mauser. b) Fantasiegebilde. c) Trappe. d) Papageien. e) Voliere. f) jemand, der Unglück hat. g) Romeo und Julia. h) Ornithologie.

4. Konzentration

dsjfdjl**schmatzen**lspsdcjpodoi**tuten**öljjödods**gackern**lsajdöfosjfiosfio
udhdjlasdhfll**fauchen**ldöjfisofi**schwätzen**lsdöfjlsiffcjlcldf**schnarren**pk
dsl**krächzen**iföodxksö**tschilpen**hsufjk**kreischen**ejkwendsl**zirpen**dsa
fklskdf**gurren**sldjkfjslfdöf**klappern**sdkaldjfjsflkfls**klopfen**ankdiajkflskf

5. Anagramme

Storch, Reiher, Kranich, Pinguin, Taube, Specht.

6. Zum Rechnen

6 Tage.

8. Endwörter

Vogel, Adler, Taucher, Fink, Auge, Geier.

9. Worte finden

Weitere Lösungen sind z. B.: Rente, Tangente, entehren, Patente, Talente, Entente, enterben, Enteritis, Entertainer, Enteroskopie, entern, Enterhaken, Temperamente, Brötchenteig, Seerosenteich, Bühnentechnik, Sonnentempel, Hustentendenz, Heldentenor, Rasentennis, Algenteppich, Morgentermin, Zwischentext, Bühnentext, Momente, Fragmente, Komplimente, Elemente, Monumente, Alimente, Koeffizienten, Suppenteller, Fermente, Enteignung, Segmente, …

10. Logisches Denken

A.

11. Zum Rechnen

a) 83. b) 105. c) 213. d) 103.

12. Analogien finden

A. fliegen. B. Südamerika (Vorkommen). C. A. Hitchcock (Regisseur). D. Neuseeland (Vorkommen). E. D. Hammett (Autor). F. Horst.

14. Zum Nachdenken

8718 = 4359 x 2 und 3748 = 1874 x 2.

15. Spiralworte finden

Goldammer, Stieglitz, Schwalben, Kohlmeise, Saatkrähe.

Profi-Tipp: Früherkennung der Alzheimer-Krankheit

Die Erinnerungsfähigkeit ist ein so zentraler Teil des Menschseins, weil sie eine Kontinuität zwischen Gestern und Heute schafft und dadurch emotionalen und existenziellen Halt gibt. Ein gut funktionierendes Gedächtnis gibt Sicherheit. Daher greifen Gedächtnisausfälle sehr unmittelbar die persönliche Stabilität und den Selbstwert an. Die Befürchtung, eine Krankheit zu bekommen, die mit fortschreitendem Gedächtnisverlust verbunden ist, wird deshalb als besonders bedrohlich erlebt.

Manche Menschen befürchten ab einem gewissen Alter schon bei gelegentlichen Ausfällen der Merkfähigkeit, dass sie eine beginnende Alzheimer-Krankheit haben. Oft sind solche Befürchtungen unbegründet und die Besorgnis erregenden »Ausfälle« bloß Nebenprodukte eines meist ohnehin gut funktionierenden Gedächtnisses oder eines die Gedächtnisleistungen beeinträchtigenden Lebensstils (Hektik, Langeweile, ...). Wenn Sie allerdings einige der folgenden Warnsignale beobachten, dann ist es angeraten, eine genaue diagnostische Abklärung durchführen zu lassen:

- Häufiges Vergessen (z. B. von Namen oder Telefonnummern) und das Verlegen von Gegenständen.
- Probleme bei normalen Alltagstätigkeiten (bei der Bedienung von Haushaltsgeräten, beim Kochen oder bei der Körperpflege).
- Die Regelung der eigenen finanziellen Angelegenheiten fällt schwer bzw. wird vernachlässigt.
- Das Freizeitverhalten wird reduziert. Jemand unternimmt deutlich weniger als früher, ohne durch körperliche Erkrankungen dazu gezwungen zu sein, oder vernachlässigt die früheren sozialen Kontakte erheblich. Verabredungen werden nicht eingehalten.
- Veränderungen der Sprache fallen auf (weniger Wortschatz, viele Wiederholungen) und das Urteilsvermögen wirkt eingeschränkt.
- Es fällt auf, dass sich jemand zeitlich und örtlich nicht orientieren kann, dass z. B. Schwierigkeiten auftreten, den Weg zum Hausarzt zu finden oder den Wochentag zu nennen.
- Es können auch Veränderungen der Stimmungslage auftreten. Eine Person z. B., die früher sehr freundlich war, verhält sich ohne ersichtlichen Grund aggressiv.

In Spezialambulanzen oder Memory-Kliniken werden Gedächtnis- und Konzentrationstests und Gehirnuntersuchungen mittels bildgebender Verfahren durchgeführt. So kann entweder eine Befürchtung zerstreut oder frühzeitig eine Therapie eingeleitet werden.

24. Geometrie

Zum Abschluss noch einmal »verkehrt«! Der Countdown beginnt hier:

16. Wissen

Ergänzen Sie bitte die folgenden Fragen:

a) Welches ist die dreidimensionale Variante des ________________ ?
- ☐ Deltoid
- ✓ Würfel
- ☐ Kugel
- ☐ Quader

b) Wie heißt der Abstand vom ________________ zum Rand des Kreises?
- ☐ Durchmesser
- ☐ Tangente
- ✓ Radius
- ☐ Zirkel

c) Wie heißt der Roman von ________________ , dessen Hauptfigur ein Landvermesser ist?
- ✓ Das Schloss
- ☐ Der Prozess
- ☐ Amerika
- ☐ Die Verwandlung

d) Wer gilt als Begründer der ________________ ?
- ☐ Aristoteles
- ☐ Leibnitz
- ☐ Newton
- ✓ Euklid

e) Welches ist kein ________________ Körper?
- ☐ Würfel
- ☐ Ikosaeder
- ✓ Kugel
- ☐ Tetraeder

f) Welches ist kein ________________schnitt?
- ✓ Deltoid
- ☐ Parabel
- ☐ Hyperbel
- ☐ Ellipse

g) Welche Form haben die Wände von Bienen ________________ ?
- ☐ Fünfeck
- ✓ Sechseck
- ☐ Achteck
- ☐ Zwölfeck

15. Kreativität

Bilden Sie einen Satz, der die Worte **VIERECK**, **KREIS**, **KEGEL** *und* **WÜRFEL** *enthält. Gelingt es Ihnen, diese Worte so zu verstecken, dass sie nicht gleich sichtbar sind (z. B. über 2 oder mehrere Worte zu verteilen)?*

____

____

14. Zum Rechnen

a) Wie viele Kreise mit einem Radius von __________ cm passen genau in ein Quadrat mit einem Flächeninhalt von 196 cm^2?
Antwort: 1.

b) Wie viele Würfel mit der Kantenlänge __________ cm passen in einen Würfel mit der Kantenlänge 18 cm?
Antwort: 216.

13. Zum Nachdenken

Wie lange ist die Raumdiagonale eines Quaders mit den Kantenlängen ____________, ____________ und ____________ cm?

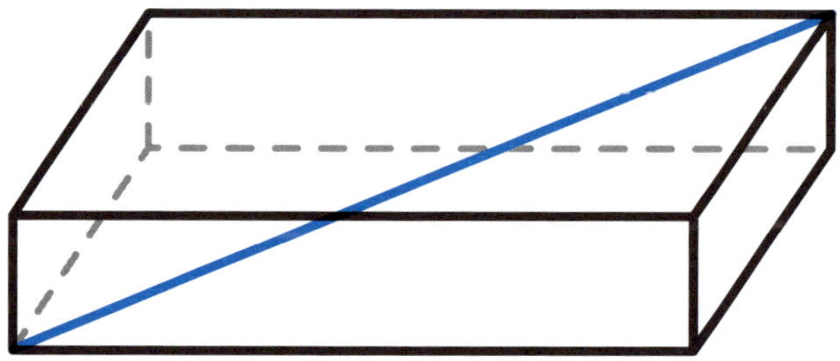

Antwort: 7 cm.

12. Worte finden

Mit den Buchstaben welchen Hauptwortes wurden die folgenden Worte gebildet?

a) Loge, Lage, Aal, egal, Alge, Angel, Ego, prall, mager, Lamm, Regal

Antwort: ____________________________________

b) Loge, Lage, Aal, egal, Alge, Angel, Ego, nie, Agonie, Liga, Liane, da

Antwort: ____________________________________

c) Espe, leise, Seil, Spiel, Eile, Elle, See, es, Ei, Pils

Antwort: ____________________________________

d) Rest, Reck, Teer

Antwort: ____________________________________

11. Stimmt – Stimmt nicht

Ergänzen Sie die Aussage so, dass die Antwort stimmt:

a) Die beiden ____________________ eines Quadrats stehen im rechten Winkel zueinander.
✓ Stimmt ☐ Stimmt nicht

b) Ein rechter Winkel hat ____________________ Grad.
☐ Stimmt ✓ Stimmt nicht

c) Die Summe der ____________________ eines Dreiecks beträgt 180 Grad.
✓ Stimmt ☐ Stimmt nicht

d) Der __________________ eines Kreises ist das Doppelte seines Radius.
☐ Stimmt ✓ Stimmt nicht

e) Ein regelmäßiges Sechseck lässt sich mit __________________ und Lineal konstruieren.
✓ Stimmt ☐ Stimmt nicht

f) Ein Schnitt durch eine __________________ ergibt immer einen Kreis.
✓ Stimmt ☐ Stimmt nicht

g) Die Diagonalen eines __________________ sind gleich lang.
✓ Stimmt ☐ Stimmt nicht

h) Die __________________ ist ein gleichseitiges Parallelogramm.
☐ Stimmt ✓ Stimmt nicht

10. Konzentration

Wie viele Kreise sind das?

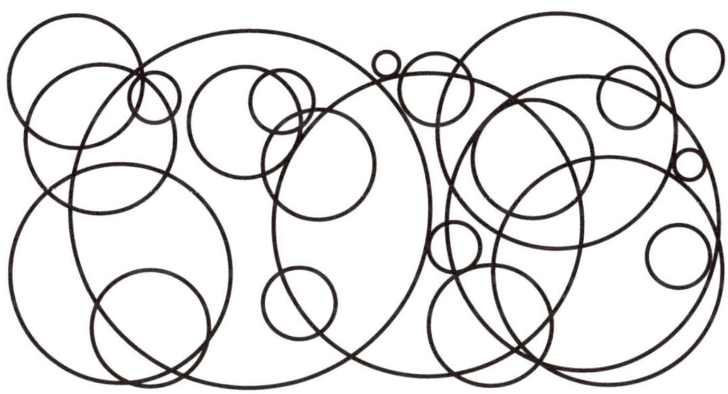

9. Merkaufgabe

Bitte prägen Sie sich die folgende Figur möglichst gut ein:

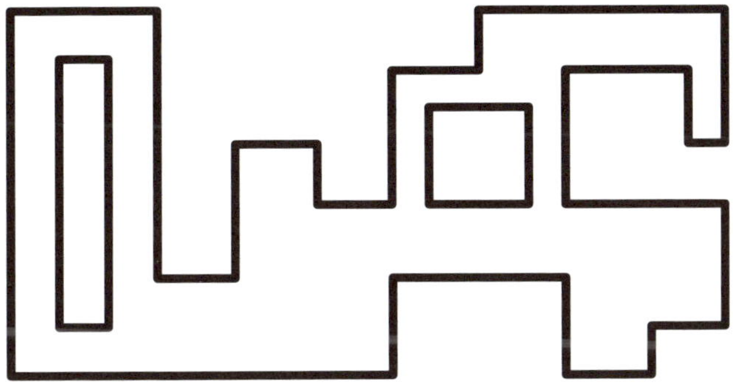

8. Gedächtnis (zu 9. Merkaufgabe)

Zeichnen Sie nun bitte die Figur:

7. Übergangsworte

Wie können Sie in 4 Zwischenschritten vom Wort **KUGEL** *zum Wort* **LEBEN** *gelangen, indem Sie pro Zeile immer nur 1 Buchstaben verändern? (Pro Zeile muss ein sinnvolles, deutsches Hauptwort in der Einzahl oder in der Mehrzahl stehen.)*

K	U	G	E	L
L	E	B	E	N

6. Zwischenwörter

Welche Wörter können Sie links und rechts einsetzen, damit sich je 2 sinnvolle Hauptworte ergeben?

Beispiel: .. *MANN* ...... *(mögl. Lösungen: OBmann – MannSCHAFT)*

......	ECK	......	......	PYRAMIDEN	......
......	PUNKT	......	......	RING	......
......	KREIS	......	......	ENTEN	......
......	WÜRFEL	......	......	KEGEL	......

5. Finden Sie die Fragen?

a)

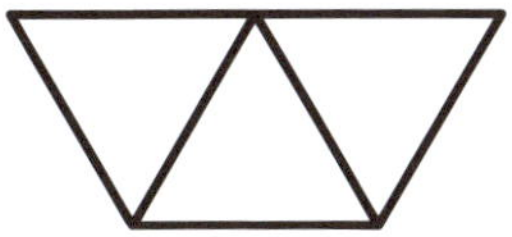

Antwort: 7

Frage: ________________________________?

b)

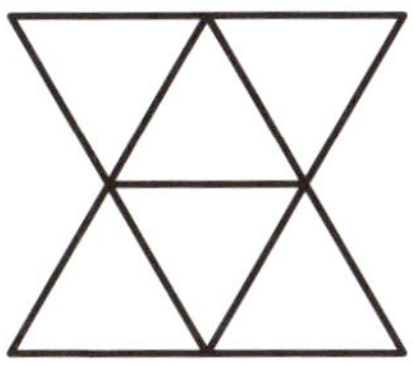

Antwort: 8

Frage: ________________________________?

c)

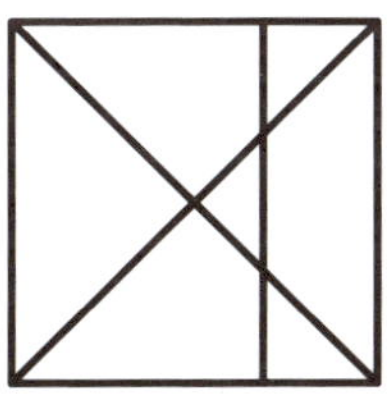

Antwort: 12

Frage: ________________________________?

4. Anfangswörter

Welche 4 Worte können Sie rechts einsetzen, damit sich zusammen mit dem ersten Wort 4 sinnvolle zusammengesetzte Hauptworte ergeben?

Beispiel: Apfel __________ __________ __________ __________
(mögliche Lösungen: Apfel-Baum, -Kuchen, -Essig, -Strudel)

a) Bogen __________ __________ __________ __________

b) Kreis __________ __________ __________ __________

c) Winkel __________ __________ __________ __________

d) Halb __________ __________ __________ __________

e) Kugel __________ __________ __________ __________

f) Drei __________ __________ __________ __________

g) Raum __________ __________ __________ __________

3. Zum Rechnen

Wie viele Quader mit 4 cm Länge, 3 cm Breite und 2 cm Höhe passen genau in einen Quader mit 28 cm Länge, 6 cm Breite und 2 cm Höhe?

____

2. Zum Nachdenken

Welche Form passt nicht dazu?

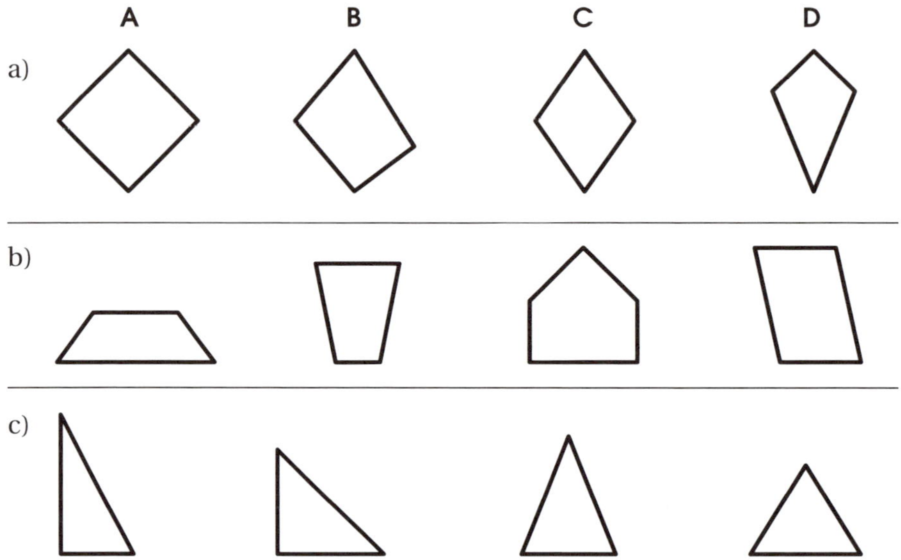

1. Worte finden

Finden Sie mindestens 10 Hauptworte, welche das Wort **FORM** *(mit den Buchstaben genau in der Reihenfolge F-O-R-M) enthalten, aber nichts mit Geometrie zu tun haben:*

____

____

____

Lösungen

16. Wissen
a) Quadrats. b) Mittelpunkt. c) Franz Kafka. d) Geometrie. e) platonischer. f) Kegel. g) Waben.

15. Kreativität
Zum Beispiel: Gestern hat Patric**k Reis** gekocht, **vier Eck**en eines Suppen**würfel**s betrachtet und An**ke gel**obt.

14. Zum Rechnen
a) 7. b) 3.

13. Zum Nachdenken
2, 3, 6.

12. Worte finden
a) Parallelogramm. b) Diagonale. c) Ellipse. d) Strecke.

11. Stimmt – Stimmt nicht
a) Diagonalen. b) Alles außer »90«. c) Winkel. d) Alles außer »Durchmesser«. e) Zirkel. f) Kugel. g) Quadrats, Rhombus. h) Alles außer »Raute«.

10. Konzentration
23.

7. Übergangsworte
KUGEL – KEGEL – REGEL – REGEN – REBEN – LEBEN.

6. Zwischenwörter
Mögliche Lösungen: Viel-ECK-stein, Mittel-PUNKT-landung, Wende-KREIS-lauf, Spiel-WÜRFEL-Zucker, Stein-PYRAMIDEN-spiel, Ehe-RING-finger, Tang-ENTEN-schnabel, Holz-KEGEL-schnitt.

5. Finden Sie die Fragen?
a) Aus wie vielen gleich langen Linien besteht diese Figur?
b) Aus wie vielen gleichseitigen Dreiecken besteht diese Figur?
c) Wie viele rechte Winkel gibt es in dieser Figur?

4. Anfangswörter
Mögliche Lösungen sind zum Beispiel:
a) Bogenlampe, -maß, -schütze, -fries.
b) Kreissegment, -verkehr, -lauf, -säge.
c) Winkelmesser, -summe, -advokat, -schreiber.
d) Halbkreis, -kugel, -zeit, -mond.
e) Kugellager, -blitz, -schreiber, -gelenk.
f) Dreieck, -klang, -sprung, -teilung.
g) Raumkapsel, -fahrt, -maß, -spray.

3. Zum Rechnen
14.

2. Zum Nachdenken
a) B: Die Diagonalen stehen nicht aufeinander normal. b) C: Diese Figur hat 5 statt 4 Ecken. c) A: Ist kein gleichschenkeliges Dreieck.

1. Worte finden
Zum Beispiel: Information, Deformation, Reform, Formation, Reformation, Passform, Backform, Format, Formular, Formel, Formulierung, Konformität, Nonkonformist, …

Profi-Tipp: Nützliche Internet-Adressen

Institutionen:

http://www.bv-gedaechtnistraining.de/

http://www.akademie-gedaechtnistraining.de/

http://www.deutsche-alzheimer.de

http://www.gedaechtnistraining-oebv.at/

http://www.alz.ch

Training:

http://www.gedaechtnistraining.net

http://www.alzheimerforum.de

http://www.ni.schule.de/~pohl/lernen/kurs/index.htm

http://www.methode.de

http://www.singenundspielen.de/id269.htm

http://www.eulenwelt.de/spiele/gedaechtnis/gedaechtnis.html

http://www.mindgames.at

http://www.itkp.uni-bonn.de/~wichmann/think1.html

http://www.knobelecke.de/knobelecke/index.htm

http://www.karl-leisner-jugend.de/Denkspiele.htm

http://www.spapo.de/denkaufgaben.html

http://www.fastgame.de/?pid=fte-11120

Nachwort

Liebe Leserin, lieber Leser,

Sie haben nun 24 Denktrainings absolviert und sich mit 328 mehr oder weniger schweren Aufgaben befasst. Wie ist es Ihnen dabei ergangen? Gab es Augenblicke, in denen Sie knapp davor waren aufzugeben? Haben Sie die eine oder andere Aufgabe verweigert und nach einigem Probieren bei den Lösungen nachgesehen? Gut gemacht! Sie haben sich entschlossen, sich nicht zu überfordern. Ich würde mir aber wünschen, dass Ihnen doch die meisten Aufgaben nicht allzu schwer gefallen sind. Es war meine Absicht, Übungen unterschiedlichen Schwierigkeitsgrades zu mischen, damit ein möglichst ausgewogenes Trainingsprogramm entsteht. Vielleicht haben Sie beim Lösen der Aufgaben dieses Buches bemerkt, dass Ihnen eine bestimmte Art von Aufgaben schwer fällt. Ich spreche Ihnen ein großes Lob aus, wenn Sie diese für Sie besonders schwierigen Trainingseinheiten nicht ausgelassen haben, denn damit haben Sie sich für eine umfassende Förderung Ihrer geistigen Leistungsfähigkeit entschieden.

Es würde mich sehr freuen, könnte dieses Buch ein Anstoß für Sie sein, sich weiter mit Denktraining zu befassen. Das Bearbeiten dieses Buches allein kann zwar die geistige Fitness steigern, aber nur die regelmäßige und konsequente Förderung Ihres Gehirnpotenzials über ein einzelnes Buch hinaus lässt Sie nachhaltige Langzeiteffekte erzielen. Deshalb habe ich mit den Profi-Tipps versucht, einen neuen Umgang mit dem »Werkzeug Gehirn« anzuregen, dessen »Wartung«, Pflege und richtiger Gebrauch manchmal vielleicht ein wenig mehr Aufmerksamkeit verdienen. Ein kundiger und förderlicher Umgang mit jenem Organ, das uns Menschen so viele Freiheiten eröffnet, bewirkt Sicherheit und Selbstvertrauen, ob bei einer Gedächtnisolympiade oder beim Einkauf in einem Supermarkt.

Ich wünsche Ihnen weiterhin viel Freude und einen entspannten Umgang mit der Leistungsfähigkeit Ihres Gehirns! Und bitte denken Sie daran, dass es gelegentlich ganz erleichternd sein kann, ihm Fehler und Vergessen zu erlauben.

Wenn Sie Hinweise und Anregungen zu diesem Buch haben oder mir Ihre Erfahrungen mit diesem Denktraining mitteilen möchten, schreiben Sie mir bitte: martin.oberbauer@telering.at

Mit den besten Wünschen
Martin Oberbauer

Danksagung

Dieses Buch wäre nicht zustande gekommen, gäbe es nicht eine Gruppe von interessierten Besuchern eines Nachbarschaftszentrums des Wiener Hilfswerks, für die ich regelmäßig Gedächtnistrainings vorbereite. Ihre unermüdliche Bereitschaft, sich auf neue Herausforderungen einzulassen, hat mich immer wieder angespornt, möglichst abwechslungsreiche und anregende Aufgaben zusammen zu stellen.

Sabine Maunz danke ich von ganzem Herzen, dass sie so geduldig mit mir war und mich beim Schreiben dieses Buches so liebevoll unterstützt hat.

Sandra Kulhay und Bernhard Oberbauer haben das Manuskript sorgfältig Korrektur gelesen und Ihnen, liebe Leserin und lieber Leser, einige Ärgernisse erspart. Dafür gilt ihnen mein besonderer Dank. Für Fehler, die dennoch im Buch verblieben sind, bin ausschließlich ich selbst verantwortlich.

Daniela Brückner-Diesner und Clemens Hausmann danke ich herzlich dafür, dass sie mir nach der Lektüre des Manuskripts wertvolle Hinweise gegeben und sehr hilfreiche Verbesserungsvorschläge gemacht haben.

Nicht zuletzt bedanke ich mich bei Hermann Hemminger, der dieses Projekt unermüdlich vorangetrieben und eine rasche Umsetzung ermöglicht hat.

Literatur

Hintergrundinformationen:

Margit Hertlein (2001): Mind Mapping – Die kreative Arbeitstechnik. Reinbek: Rowohlt.

Axel Koch & Stefan Kühn (2001): Ausgepowert? Offenbach: Gabal.

Peter Kürsteiner (2004): Gedächtnistraining. Wien: Ueberreuter.

Lawrence C. Katz & Manning Rubin (2001): Neurobics: Fit im Kopf. München: Goldmann.

Hans-Joachim Markowitsch (2002): Dem Gedächtnis auf der Spur. Darmstadt: Wissenschaftliche Buchgesellschaft.

Werner Metzig & Martin Schuster (2003): Lernen zu lernen. Berlin: Springer.

Dominic O'Brian (2000): Der einfache Weg zum besseren Gedächtnis. München: nymphenburger.

Daniel L. Schacter (2001): The Seven Sins Of Memory. Boston: Houghton Mifflin.

Carol Turkington & Joseph R. Harris (2001): Understanding Memory: The Sourcebook for Memory and Memory Disorders. New York: Checkmark Books.

Larry R. Squire & Eric R. Kandel (2000): Memory. From Mind to Molecules. New York: Scientific American Library.

Trainingsbücher:

Robert Allen (Hrsg.) (2002): Das große IQ-Trainingsbuch. Gütersloh: Wissen Media.

Gerald Gatterer & Antonia Croy (2000): Nimm dir Zeit für Oma und Opa. Geistig fit ins Alter. Wien: Springer.

Gerald Gatterer & Antonia Croy (2002): Geistig fit ins Alter. Wien: Springer.

Gerald Gatterer & Antonia Croy (2004): Geistig fit ins Alter 2. Wien: Springer.

Harald Havas (2002): Das große Buch der Intelligenz. München: Compact.

Martin Oberbauer (2005): Abenteuer Gedächtnis. München: Goldmann.

Ursula Oppolzer (2004): Das große Brain-Fitness-Buch. Baden-Baden: Humboldt.

Petra Rigling (1998): Hirnleistungstraining. Übungen zur Verbesserung der Konzentrationsfähigkeit. Dortmund: Modernes Lernen.

Petra Rigling (2001): Kreatives Denktraining. 200 Fitmacher für den Kopf. Frankfurt am Main: Eichborn AG.

Ken Russel, Philip Carter & Joe Cameron (2002): Ihr IQ Potenzial optimal nutzen. Wien: Tosa.

Gerhard Schmidt (2002): DuMonts Handbuch Intelligenztraining. Köln: DuMont-Monte.